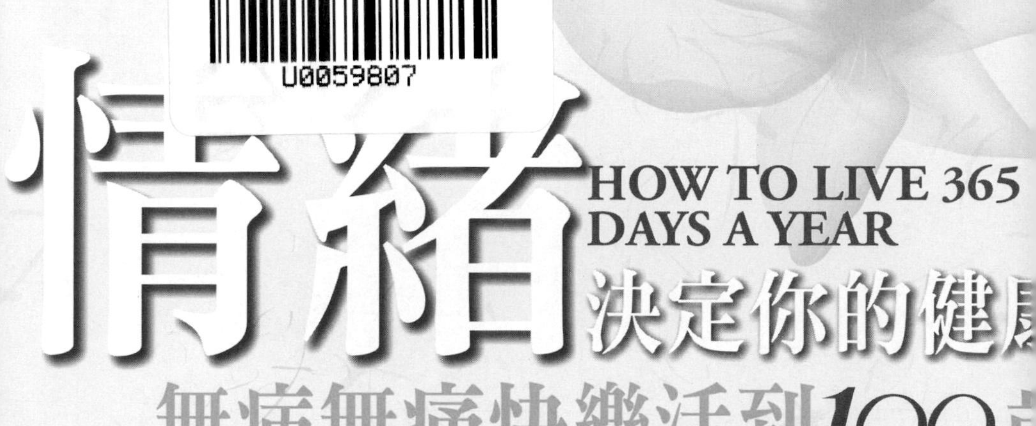

情緒決定你的健康

HOW TO LIVE 365 DAYS A YEAR

無病無痛快樂活到100歲

醫學博士 約翰・辛德勒(John Schindler)

譯者序

人生在世，求富貴是人之常情。不光我等凡夫俗子，連孔老夫子這樣的聖人都說：「富貴我所欲也。」但富貴，或者說財富，到底意味著什麼呢？古羅馬大詩人維吉爾（Virgile）有言：「健康是最大的財富。」他這句話我們真應該好好復習一下，別撿了金錢的芝麻，丟了健康的西瓜，一旦無常病痛來臨，悔之晚矣。

英語中還流行著一個類似的公式，是這樣寫的：W＝H＋H，翻譯成中文就是，財富＝健康＋快樂。而快樂無非是一種良好的情緒和心態。本書宣稱：超過七十六％的疾病是由不良情緒引起的，所以，讀到這本書的時候簡直大喜過望。看來，只要有良好的心態，就會有良好的健康，有了良好的心態和健康，也就擁有了財富，而且不但是精神上的財富，也常常意味著現實的財富，常言道：「有健康的身體才有打拚的力氣（本錢）。」

健康分身心兩面。在身體的一面我們國人常說「病從口入」，在心靈的一面我們則強調「病由心生」。從理論上說，良好的飲食習慣加上良好的心態就意味著健康。這話說起來很容易，但很少人能終身奉行。很多人認為「病由心生」的說法太主觀，有「唯心論」的嫌疑。那麼，就請有這些想法的人認真讀一下這本書，也許他們會改變自己的看法。本書是美國的執業醫師約翰．辛德勒根據自己的專業知識、臨床經驗以及統計資料寫成，所有說法和結論都有著真實的依據。不妨說，本書是以西醫的視角證明了中醫的結論。

傳統中醫認為，人的「七情」與健康有密切的關係。所謂「七情」是指喜、怒、憂、思、悲、恐、驚七種情緒，這七種情緒與人的臟腑直接相關。《黃帝內經．素問》中說：「心在志為喜」、「肝在志為怒」、「脾在志為思」、「肺在志為憂」、「腎在志為恐」。不同的情緒可直接影響人的不同臟器，從而影響人的健康狀況。有意思的是，《黃帝內經》約在兩千年前已經成書，而本書屬當代西方的「自助（self-help）」書。兩書對「情緒與健康」關係的論述有驚人的相似，但也有明顯的差異。本書的作者認為：不良情緒是通過「肌肉群」作用於臟腑的不同位置，從而引發「疼痛」以及其他病理反應；《黃帝內經．素問》對兩者關係的論述則更具有「理論性」和「系統性」，表現在「陰陽五行」、「經絡氣血」等方面。

前言

宋朝徽宗皇帝論讀書是很有名的。他講的「書中自有黃金屋，書中自有顏如玉，書中自有千鍾粟」，把讀書的功利心推向了極致。但現代人讀書的功利心恐怕也不亞於徽宗時代：「讓我讀你的書，先給一個理由」。湊巧的是，本書的價值還就在於「有用」，正是：「書中自有心情好，書中自有沒煩惱，書中自有靈丹藥！」

楊玉功

目錄

365 Days a Year

篇二　生命的重建　067

How to Live

篇 一
情緒決定健康

健康的情緒和緊張的情緒都會對腦下垂體產生很大的影響。好心情讓身體變好，壞情緒讓身體變壞。

健康的情緒，比如平和鎮定、樂天知命、勇敢、堅定以及愉悅，都會刺激腦下垂體分泌激素以達到最佳激素平衡。這種平衡所產生的效力可能比世界上的任何藥物都更加理想。

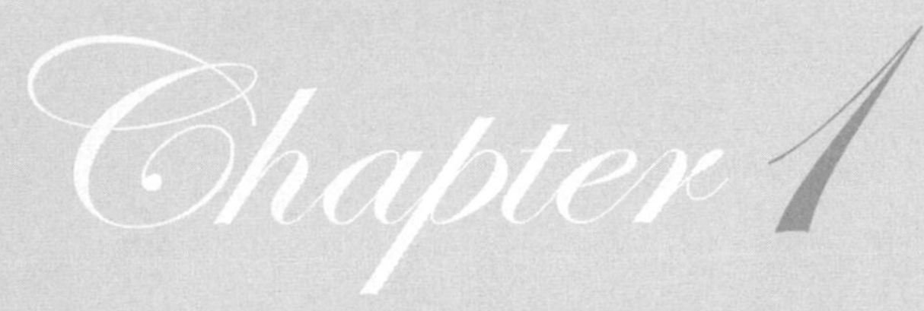

病由心生：這是一個事實

也許你很難相信這個事實。但實際上諸多的事例已經證明了這一結論的真實性。幾年之前，位於新紐奧良的奧切斯勒醫學中心發表了一篇論文，文章表明在五百名連續接受腸胃疾病治療的病人中，有七十四%的人都患有情緒性疾病。而在二十世紀中葉，耶魯大學門診部的一篇論文中也顯示，到醫院就診的病人中有七十六%患有情緒性疾病。

醫學證明，七十六%的疾病都是情緒病

　　下表列出了不良情緒會導致的幾百種疾病中的一部分。每種疾病後的百分比反映了在患有這類疾病的病患中，有多少人是由不良情緒造成的。這些資料都是根據我幾十年的行醫經歷統計出來的。

不良情緒引發的生理疾病

症狀	百分比	症狀	百分比
頸椎疼痛	75	頭昏眼花	80
咽喉腫大	90	頭　痛	80
潰　瘍	50	便　秘	70
膽囊脹痛	50	疲　勞	90
胃（腸）脹氣	99（44）		

從上表中，你可以看出大多數疾病都是由不良情緒造成的。

一位校長的怪病

有一位校長，他頭腦冷靜，適應能力也很強，看上去一點兒也不像那種會得情緒性疾病的人。然而有一天，他感到頭暈目眩，只有躺下才會覺得好一點。每當他試著坐起來的時候，頭暈就會加重，甚至嘔吐。就這樣過了好幾天，他的病一直不見好轉。醫生對此束手無策，無論怎樣也不能讓他好起來。一天，彷彿是著了魔一樣，他突然就痊癒了。

過了幾天，他去找醫生：「我從來沒想過情緒會讓我生病，但我非常肯定，這次的生病完全是由煩惱的情緒引起的。」

「你怎麼會這麼說呢？」他的醫生問道。

「前一段時間，我的一位好朋友請我給他做貸款擔保。這筆貸款數目太大，我一直很猶豫，因為我很清楚如果他還不起這筆錢，那我的房子和所有存款也就都沒了。但是我不能拒絕他，因為他是我的好朋友，所以最終還是簽字做了擔保。」

「過了沒多久，我這個朋友就在車禍中受了重傷，在醫院裡住了好幾個月。在這期間，他的生意也一落千丈，四處碰壁。我就是因為擔心這件事才頭暈目眩的。」

「但是，你怎麼就確定是這個原因呢？」醫生又問道。

「噢，先生，」校長接著說道：「在我臥床養病的時候，這個朋友來看望我。他告訴我說他已經到銀行，還清了所有貸款。從那一刻起，我就一下子康復了。第二天我就去學校上班了。」

英國最偉大的生理學家的死亡悲劇

最危險的情緒莫過於憤怒。

在憤怒時人的心律會明顯變快，同時，血壓也會陡然升高。你也許聽說過，一個怒火中燒的人會突然中風，這就是因為血壓過高而造成的大腦血管爆裂。

此外，憤怒還會使人的心血管系統發生變化，產生心絞痛，甚至是致命的心臟病。類似約翰・亨特的事在我們的生活中就時有發生。

約翰·亨特是英國最偉大的生理學家之一。他脾氣急躁，而且冠狀動脈也不大好。亨特總是說第一個能讓他真正發瘋的人會殺了他。果然，亨特應驗了自己的預言。在一次醫學會議上，有人激怒了亨特，導致他心肌梗塞，當場死亡。

有些人為什麼會一見到血就暈倒

你可能曾經見過或聽說過有人一見到血就會暈倒。他並不是因為心臟太弱或是血壓太高而暈倒。他暈倒的真正原因是，一見到血就產生了懼怕的情緒，而這種情緒導致他的大腦供血產生了變化，正是這種變化使他產生了暈厥。

還有些人一見到血就會嘔吐。這並不是因為他們得了胃病，而是因為見到血使他們產生了噁心的情緒。而這種情緒的部分體現也就是引起胃部急劇收縮，從而造成了嘔吐。

強烈的情緒反應會帶來嚴重後果

有一天早上九點，我們醫院抬來了一位病人。他太虛弱了，幾乎走不了路，頭暈目眩，無法站立。他的心跳快到了每分鐘一八〇次。不但如此，他還在嘔吐，大小便失禁。這樣的狀況在他入院後持續了三個月，有好幾次我們都以為他活不下去了。

其實，直到那天早上的八點以前，他還是一個非常健康，身體強壯的人。大約八點的時候，他走進妻子的臥室，發現妻子殺死了他們唯一的女兒，正準備自殺。從見到這一幕開始，他就一病不起。他沒有患癌症、肺結核或是心臟病——儘管他虛弱得看起來好像同時得了這三種病。但他只不過受到了強烈情緒的困擾。

我們不要忘了：我們中的任何一個人，如果遭受同樣的精神打擊，恐怕也會患上嚴重的疾病。

沒有人能夠對情緒性疾病產生免疫！

小的情緒鬱積能導致大的疾病

大多數情緒性疾病患者都不是因為遭遇了強烈而可怕的情緒，或者一連串的大災難。相反，大多數情緒性疾病的病因，都是起源於一些看似不重要卻循環反復的不良情緒，比如日復一日的焦慮、恐懼、氣餒和渴望。

一九四九年，康乃爾大學的兩位心理學家，Ｈ．Ｓ．利德爾和Ａ．Ｖ．摩爾證明了我的上述觀點。

兩位研究人員在一隻羊的一條腿上繫上了一根很輕的電線，羊可以拖著電線四處走動，絲毫感覺不到電線的存在。繫上電線一星期後，羊非常健康，各個方面都很正常。

接下來的這一個星期，他們開始了對羊的電擊——不是那種強烈的電流衝擊，僅僅會使羊腿有一點輕微的痙攣。這個星期裡，利德爾博士和摩爾博士經常給羊重複這種電擊，羊還是像往常一樣正常的進食或運動。

然後兩位研究人員用了各種不同的刺激方法給羊進行試驗，最後他們發現，只要在電擊之外再加上另外兩個因素，就可以使任何一隻羊都患上嚴重的疾病。

第一個因素就是對電擊的恐懼。每次對羊進行電擊前十秒的時候，就敲一次鈴。電擊沒有加強，和以前沒什麼兩樣，但現在羊只要一聽到鈴響，就會停下來，然後惶恐地等待即將到來的電擊。不過，僅僅這一個因素還不足以讓羊生病。

第二個因素就是不斷重複這種恐懼。兩次鈴響之間的間隔並沒有多大影響，只要不斷地重複鈴響就行。在這種情況下，每隻被用來做試驗的羊都出現了生病的跡象。起先是停止進食，接著就不再和其他同伴在牧場上遊蕩了，然後不再行走，再過一段時間就無法站立了，最後連呼吸都覺得困難。

有趣的是，一旦停止對這種恐懼的重複，羊很快就恢復了正常。

智商越高的人越容易患情緒性疾病

很多人會認為，他們的非凡才智能對情緒性疾病產生免疫能力。事實上，當一個人更清楚地知道自己的責任，變得更加機智，更加有才能時，就更容易患情緒性疾病。

這也許是因為，在同一時間內，聰明機警的頭腦能發覺十件讓人擔憂的事，而那些不怎麼聰明的頭腦只能發覺一件。也就是說，智商越高的人承擔的責任也就越大，所以他們的情緒會更緊張一些。

所以，最少患有情緒性疾病的是那些農民的妻子。她們往往都有好幾個孩子要照顧，要看家，同時還要忙農活。她們太操勞了，以至沒有時間去鬧情緒。

有一次，當我問一位農婦是否曾經感到過疲憊（情緒性疾病最普遍的症狀）時，她回答道：「咳，二十五年前我就告訴自己，永遠不要問自己這個問題了。」

■本章小結■

當你或是我，或是我們當中的任何一個人生病的時候，很有可能我們的病是受到了情緒的影響，或是由情緒引起的。

情緒性疾病既是一種生理疾病，也是一種心理疾病。它會產生很多症狀。

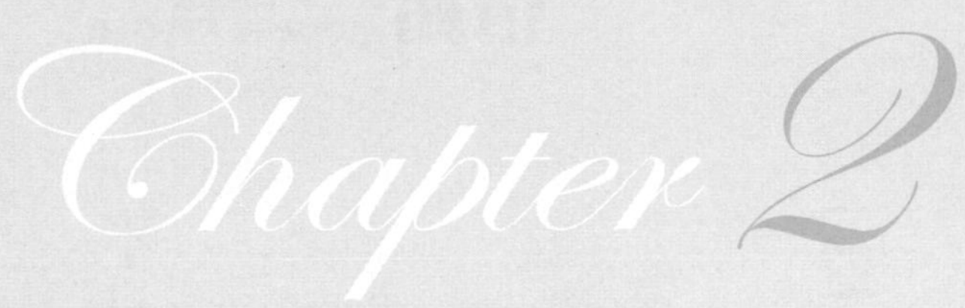

不良情緒會讓你罹患各種疾病

情緒大致上通過自主神經[1] 和內分泌系統對人體產生生理上的影響。常見的神經作用是肌肉緊張，不論是腿部、血管壁，還是胃部的肌肉緊張都會引起疼痛。

因此，情緒性肌肉緊張會引起後頸、胃、結腸、頭皮、血管和骨骼肌的疼痛，會造成類似潰瘍的劇痛、類似膽結石的絞痛、常見的頭痛、偏頭痛，讓你不得不去做一大堆臨床檢查。另一種情緒性後果是引起皮膚疾病。很多疾病，包括皮膚病，都會由於消極情緒而惡化。

我們通常所說的「脹氣」現象，事實上有時就是消化道中的情緒性肌肉痙攣。打嗝絕大多數時候是胃部的情緒性肌肉反應。胃腸道也是情緒性疾病的一個好發地。

不良情緒會導致肌肉緊張

不良情緒常常通過骨骼肌以及體內器官的肌肉緊張表現出來。如果這些讓肌肉緊張的情緒持續很長時間，或者這種情緒機械性地不斷重複，便會引起相關部位肌肉的疼痛。

痙攣時造成的強烈疼痛就可以很好地說明這一點。你可以試一試握緊拳頭，不必太緊，你會發現開始的時候並不感覺疼痛，但是過一會兒，握緊拳頭時所造成的肌肉緊張會讓你感到越來越痛。

「這件事真讓我脖子疼」

緊張情緒通常通過頸部肌肉表現出來。在筆者接觸到的病例中，頭後部疼痛轉變成頸部疼痛的病人，有八十五%是由於情緒性肌肉緊張造成的。多年前就已經有人意識到了頸部疼痛的情緒根源。俗語中的那句「這件事真讓我頭疼」的字面意思就是「這事兒真讓我脖子疼」，實際上這句俗語的發明權屬於一位生理學家。

我們不妨來做一個試驗：請在一張舒服的椅子上坐下，專心地「憂慮」某件事情，堅持一個小時。你再站起來時一定會覺得脖子僵硬，而且極有可能你會覺得脖子疼痛。

編注：讀者不必真的去做這個試驗，作者不過是要說明情緒緊張與頸部疼痛的關係

喉嚨有腫塊嗎？

與頸痛比起來，更為常見的是病人抱怨喉嚨裡有腫塊。自然，他們害怕那是長了瘤。事實上，多數情況只是由於食道最上端肌肉的情緒性緊張而引起，這種肌肉緊張讓人覺得像是一個腫塊。如果肌肉緊張時試圖吞嚥食物就有被噎住的可能，因為緊張的肌肉沒有鬆弛下來。這樣，病人就更會懷疑喉嚨裡長了什麼東西，然後這種哽塞就變得越發嚴重了。

胃是最能表現情緒的器官

胃是最能表現情緒的器官之一。如果我們的生活很美好，胃就會反映出愉快的情緒，那麼我們胃口也會很好。然而，當生活不順心的時候，我們會突然覺得完全沒有食慾。如果接著又有讓人開心的事，比如某位從來沒聽說過的叔叔留給我們一百萬遺產（我的天哪！），我們馬上就胃口大開！

筆者所接觸的病例中，百分之五十自稱有潰瘍痛的病人都不是潰瘍，只是胃部的情緒性肌肉疼痛而已。

我曾經有這樣一個病人，是個零售商，他的胃痛就是情緒引起的。零售店之間的激烈競爭所帶來的煩惱足夠引起情緒性胃痛了，況且這個可憐的零售商還有一大堆的麻煩事。假如我也像他那樣，我早就病了。不僅如此，他的兒子還經常惹事，惹的還不是小事。夾在他的零售店和兒子之間，這個可憐蟲的胃就只能痛個不停了。

當然，偶爾會有醫生說他患了潰瘍，他熟識的醫生又說他沒患潰瘍，結果他不但胃痛，而且頭痛。胃痛加上惶惑不安，讓他的胃痛更加嚴重。

後來他終於開始相信他並沒有患胃潰瘍。每年他會去威斯康辛州北部釣魚，一年兩次。每當到達離他家往北二十五英哩處的貝爾維爾（Bellville），走在那裡的街道上，他的胃就不痛了。離家在外的兩周之內，他的胃都不會痛。而一旦回家看到小鎮的法院塔樓，胃痛又發作了。

梅約醫學中心（Mayo Medical Center）中，曾經有一位很有名的醫生有過相同類型的疼痛。他知道自己的疼痛是怎麼回事，只要在羅徹斯特與病人打交道，忙得焦頭爛額，他的疼痛就一刻不得停止。但只要他上了火車，抵達威諾（Winona），甚至火車剛剛開到橫跨密西西比河的大橋中央，疼痛就消失了。直到火車重新駛入羅徹斯特火車站，看到醫院的那一刻，疼痛又開始折磨他了。

那座橋與身體的疼痛有什麼關係呢？那位醫生是這樣分析的：火車開到那兒就意味著離開了明尼蘇達州，離開了他討厭的地方。

我那位零售商病人說他一直嚮往著貝爾維爾，一直渴望住在那裡，每當他到達那裡的主要交通要道，心情就好得不得了，疼痛自然也就消失了。

結腸是心情的鏡子

同樣的痛性痙攣也可以發生在胃部下方二十八英尺長的腸道內，而且最常發生在我們所說的結腸中。與其他器官相比，結腸是最能反映情緒變化的器官。多年以前，費城一位睿智的醫生就說過：「結腸是心情的鏡子，心情一旦緊張，結腸跟著打結。」

情緒與身體變化的關係在結腸上有著令人驚訝的發現，請諸位一定留意。在任何人身上，相同的情緒每次都會以相同的方式在身體上表現出來。比如，有個人每次焦慮時頸後的肌肉都會發緊，那麼特定的情緒緊張與特定的肌肉緊張就形成了明確的對應。

對於有些人，某種情緒可能會讓結腸的某一部分緊張，那麼該部分結腸就總會反映那種特定的情緒。

如果這種痙攣恰巧發生在腹部上方右邊部分的結腸中，會導致一種類似於膽結石的絞痛。筆者行醫過程中，見過很多人有著典型的「膽結石」症狀，而膽囊卻一切正常，原因是這種絞痛來自於結腸或其他相鄰部位的情緒性痙攣。芝加哥一位生理學博士安德魯．艾維認為，膽管出口處括約肌情緒性痙攣引起的疼痛會和膽結石絞痛同樣嚴重。

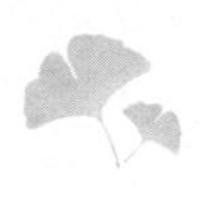

這是情緒性結腸痛，不是膽結石

可能每位醫生都曾經有過錯把情緒性結腸痙攣當作膽結石的經歷。筆者也有相同的經歷。有一天我去給一位病人看病，她有著膽結石急腹痛的所有症狀表現。恐怕當時所有醫生都會做出相同的診斷。我只得給她注射三次止痛劑，直到疼痛有所減輕。可是我完全忽略了這個事實：就在兩天前，她唯一的一個兒子收到了徵兵入伍的通知。

兩天後，她的兒子出發前往軍營，這位女士經歷了第二次同樣的劇痛，症狀和結石病完全相同。我又給她注射了三針止痛劑。

三個月之後，她接到通知說兒子已離開紐約市去往國外，但是目的地不詳。得知這個消息兩天後，她有了第三次也是最嚴重的一次絞痛。那次，情況太嚴重了，我不得不將她送往醫院。讓我非常驚訝的是：X光顯示膽囊沒有任何異常。然而，我當時確信膽囊中有著X光不可見的結石，於是建議切除膽囊。經過病人同意後，她的膽囊就被切除了。

這之後的好幾個月，她的情況一直很好。我正要因為自己診斷之正確而自鳴得意時，那位女士第四次疼痛發作，位置在體內右邊的膽囊附近，但是她的膽囊已被切除。這次劇痛發生的前兩天，她收到消息說她的兒子去往了南非，在那裡加入了與德國人的戰爭。第五次疼痛發生在她得知兒子在戰場受傷之後。此後兒子返鄉，她的疼痛就再沒有發作過。

情緒性「闌尾炎」

如果結腸的情緒性痙攣發生在腹部右側下方四分之一處，所有人都會認為是闌尾炎。再聰明的醫生也無法做出正確的診斷，尤其是這種情況更容易發生在小孩身上。為了安全起見，通常會做手術，但是剖開腹部後醫生看到的不過是一截正常的闌尾而已。

在另一些人身上，痛性痙攣可能發生於整段結腸上。毫無疑問，這些人的情緒一定很糟糕。

結腸會因情緒造成如此多的紊亂，因此各種術語就出現了，例如：「結腸痙攣」、「結腸應激反應」等等，所有這些不過是指「情緒性結腸反應」而已。

情緒可以讓「肚子全鼓起來」

人們經常抱怨的還有「脹氣」或「氣腫」。他們會這樣說：「醫生，我吃的東西都變成氣了。」「醫生，有讓人噁心的東西在我的肚子裡膨脹。」或者還有人這樣說：「我體內的氣會壓到我的心臟。」有位病人甚至說：「吃的東西發出的氣由胸腔上湧，通過脖子再從耳朵裡鑽出來。」

當我們感覺有「脹氣」或「氣腫」時，那是因為小腸的一段或某幾段在緊緊收縮。這種痙攣把小腸收縮得很緊，形成片刻的堵塞，以至於腸內物質無法通過。這種痙攣性堵塞可能持續好幾分鐘或者更長時間。腸的蠕動會帶動腸內氣體和液體物質衝撞堵塞處，結果就會造成堵塞處的腸的脹起。

隨著腸道的痙攣，人們會覺得體內充氣或脹氣，如果痙攣忽然停止，腫脹的腸內物質會向前衝去，人能感覺到甚至常常能聽到咕咕的聲音。隨著腹中壓力的釋放，人們常常會自言：「肚裡正在放氣呢。」

在手術台上，我們通常都會向那些受「脹氣」折磨的病人，展示一個腹部解剖的彩色照片。這組彩色照片的主角是一個有著多次警方紀錄的小夥子。出於一些醫學原因，他的腹部手術只經過了局部麻醉，只有腹壁被麻醉了。

第一張照片記錄的是他剛被打開的腹部。我們可以清楚完全地看見小腸和結腸，一切都正常。

之後，外科醫生知道員警正在醫院的門口等著這位年輕人出院，便問這位病人：「你最近和警方有過接觸麼？」問話後一分鐘不到，在這位病人的小腸內就清楚地看到了多處肌肉痙攣及緊隨其後的腫脹。

隨著就照了第二張照片。醫生問道：「現在感覺怎麼樣？」年輕人回答：「肚子全鼓起來了。」

打嗝也多由情緒引起

打嗝幾乎屬於同樣的情況，只不過是發生在胃部而已。當然我這裡不是指貪吃者在暴飲暴食之後的打嗝，而是很多人在煩惱或巨大壓力之下發出的令人尷尬的嗝聲。我認識一位非常優

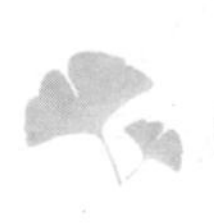

秀的演說者，每次演說前十分鐘的適應過程都很痛苦，這時他常常會控制不住地打嗝。但是他一旦穩住心神，找到自己的步調，就不再打嗝了。

我永遠忘不掉多年前的一位病人。那個可憐的倒楣蛋每三十秒就打一次嗝，不論是在家、教堂還是在我的辦公室都一樣，且這種情況已經延續一週了。一位外科醫生建議切斷膈神經以固定隔膜。

他是這樣開始打嗝的：一九四二年春天，他賣掉了自己的農場並買了一家麵包店，但是卻對麵包生意一竅不通。或許你記得，一九四二年，糖、麵粉、豬油和所有麵包店所需要的原料都是限量供應的。

對於做麵包店生意的人來說，這個可憐的小夥子算術差得驚人，不久，他和地方配給委員會就發生爭執，最後聯邦政府代表都需要插手來處理這件事情。那時他簡直是驚慌失措，因為他賴以生存的麵包店被勒令停業。也許我們每個人遇到這種情況時，都會和那位可憐的小夥子有相同反應——開始打嗝。

顯然辦法只有一個，那就是賣掉麵包店，徹底走出困境。當我提出這樣的建議時，自我們見面以來他第一次笑了。交易成交之後十二小時，他終於得以解脫，不再打嗝了。

血管對於情緒的刺激最為敏感

到此為止，我們只了解了消化道肌肉中的情緒表現所引發的症狀。但人體所有其他肌肉都有可能受到情緒的影響，尤其是很多血管壁上的肌肉。最明顯、最常見的血管反應的例證就是臉紅。然而還有好多別的情況。

頭顱內外中等粗細的血管對於情緒的刺激最為敏感。當這些血管隨著我們的情緒變化時，會引起頭痛，或者更為嚴重的偏頭痛。對於很多人來說，情緒刺激可能是最深層次的問題，他們會試圖掩飾某種不願表露的情緒。但大多數隱藏在頭痛背後的情緒還是很容易能被發現的。

比如，我的一位病人患上一種非常嚴重的偏頭痛，每次她上街都要發作，然後不得不臥床一整天。她是一位挑剔的家庭主婦，依靠農場為生。上街之前，她得將屋子打掃乾淨，給孩子洗澡穿好、戴好，還要想上街要做的事情。更重要的是，她天生害羞，一想到要遇見很多人，她就惴惴不安。所以每次上街前她的頭就開始痛了，上街回來之後就得臥床休息。當然，有時她也去看醫生，但是每次依舊帶著頭痛回來。

情緒引起的皮膚問題

事實上，很多皮膚問題都是情緒引起的皮膚炎。當處於皮下的血管在情緒的影響下持續擠壓時，這種皮膚炎可以發生在人體的任何部位。每次血管縮緊，一部分血清會從血管的薄壁擠壓出去，在皮膚組織上聚集。起初，皮膚會稍微繃緊，然後發紅。很快足夠的血清在壓力之下穿過血管來到皮膚表層，這時就會出現由情緒導致的皮炎症狀，如脫皮，結硬皮以及瘙癢等等。

我有過一位七十三歲的病人，他患有嚴重的泛發性皮膚炎，而且已經有多年病史。六十八歲之前他從未患過任何皮膚病。他六十七歲時妻子去世，六十八歲時與第二位妻子結婚，妻子與他同齡。蜜月期間他首次患上皮膚炎。度完蜜月回家之後，皮膚炎已經發展到相當嚴重的程度，他不得不住院治療。住院一週後皮膚有明顯好轉，於是出院回家，回家不久皮膚炎又復發。

這之後的時間裡，有次他不得不因公出差去往好幾百英里外的一個小鎮。在那裡待了一週後，他的皮膚炎竟然痊癒了。回家後皮膚炎又一次復發，他不得不返回醫院進行治療。一段時間之後，他去往另一個遙遠的小鎮出差，同樣發現在那裡一週不到，皮膚炎症狀就消失了。最後，他的妻子因為要離開家去照顧一位生病的親戚，我們這位患者獨自一人在家，一週後，皮膚又正常了。直到那時，皮膚炎的原因才完全清楚。

我們問他：「你和第二位妻子度蜜月的時候，你覺得她人怎麼樣？」他毫不遲疑地回答道：「我發現她專橫跋扈，我簡直無法忍受！」之後我們私下叫來他的妻子，向她解釋：她就是導致她丈夫皮膚炎的原因。她似乎不大相信，但還是保證會努力改變自己，不再那麼專橫。她表現得相當好，她丈夫的皮膚炎也就慢慢地徹底消失了。偶爾皮膚炎會有復發的徵兆，而我們只需跟他的妻子談話就能解決問題。

骨骼肌的情緒表現

二戰期間，經研究發現，我們通常稱之為纖維肌瘤或者纖維組織炎的病症幾乎全是因為情緒緊張而引起的。一戰期間，戰壕中的部分士兵患了纖維肌瘤，戰壕中潮濕糟糕的生活條件被認為是產生這種疾病的原因。但是，二戰期間前線士兵患纖維肌瘤的比例幾乎是相同的。不論

是在潮濕寒冷的阿留申群島，還是在乾燥炎熱的南非作戰，患病人數的比例始終相同。

此外還發現：隨著士兵從大本營向戰爭前線轉移，纖維肌瘤的患者人數會穩步上升。最終終於確定是某種情緒在作祟——一個人被迫去做他不願意做的事情時會產生的一種情緒。

在這種情形下，人會不由自主地讓自己僵硬起來，某些肌肉會隨之拉緊，通常是肩膀周圍的肌肉。當然，平時生活中，當人們要不停地遇到一些他們想要避免的事情時，這種情況也會發生。

纖維組織炎是人們身體疼痛的最常見原因。多數人會偶爾出現纖維組織炎，但另一些人則不停地出現纖維組織炎。我恰好屬於後面這一種，絕大多數時候我都有纖維組織炎。當然這是由於情緒引起的。作為一名醫生，我每天在醫院裡都要接待無數的人，人多會給我的身體和情緒造成沉重的壓力。所以我身上總有什麼地方會疼，某位病人的暴躁親戚光臨我的醫院時尤其如此。

我出外度假的時候，纖維組織炎便和醫院一起被甩在身後了。一回醫院，纖維組織炎又如影隨形地出現了。比如，剛才我的右肩疼痛得都拉不開玻璃門。但我很清楚我的疼痛是怎麼回事兒，所以並不擔心。

問題是很多患有纖維組織炎的人並不懂得這一點。他們或者會擔心得癌症，或者深信自己患有嚴重的風濕病，而且很可能發展成為瘸子或終身殘廢。而真相通常是恰恰相反。

纖維組織炎從來不會讓人變成瘸子，也不是很嚴重的病症，僅僅讓人非常討厭而已。

緊張情緒可以放大任何一個輕微的痛感

在忙忙碌碌的一天，如果我們忽然停下來問自己：「我身上哪裡痛啊？」我們總是能發現身上某個地方真的在痛，或許是腳上，或許是腹部下方。有時沒有任何原因，身體某處忽然劇烈地疼痛了一下，可能是大腿，可能是胸部，忽然間會讓我們痛得抓狂。

這種疼痛是正常生命過程的一部分。沒有任何原因，只是某個痛覺神經末梢受到了刺激，或者某根血管痛性收縮，再或者是某處肌肉束發生痙攣。有些人對這種疼痛的感覺來得更為強烈，因為他們的痛感閾值比其他人低一些。

多年前，紐約一位全國知名的主治醫生利伯曼博士就提出了一個觀點：有些人比其他人對疼痛來得更加敏感，並不因為他們是長不大的孩子，而是他們更輕易地就感覺到疼痛。他還設計出一個簡單的臨床測驗來測試人對疼痛的敏感度，其中包括：按壓位於耳垂下方頷骨後面的莖突，按壓莖突時，不敏感的人不會躲閃；但是對疼痛敏感的人會躲開並發出尖叫。

對於對疼痛非常敏感的人來說，腸道正常的蠕動收縮都可能被當作是一種疼痛。上文可以解釋某些人不停地感覺腹痛或覺得腹部不適。除非他們明白自己對疼痛的敏感性是腹痛的原因，否則他們將終生疼痛下去。

我們每天都要經歷的各種各樣的疼痛，我們若是把注意力集中到某種疼痛上，那麼這種疼痛就會顯得很嚴重。越是去關注疼痛，疼痛反而會一發不可收拾。疼痛會控制人的感覺，佔據人的思維，表現得越來越嚴重，直到讓人覺得還真有那麼回事。

緊張情緒可以放大並加重任何一個輕微的痛感。種種情況表明，焦慮的狀態會降低疼痛的閾值。輕微疼痛的感覺在情緒歡快時可以輕易忽略，但在情緒低落時，卻會讓人感到疼痛難耐。

所以很多人在情緒緊張時會出現下背部痛的現象。大家都或多或少有過背痛的經驗。通常，輕微的肌肉扭傷造成的疼痛人們通常注意不到，但是在情緒緊張時，人的疼痛閾值降低很多，背上的疼痛刺激就很明顯了。

情緒性肌肉症狀還有許多

本章中，我列舉了一些關於情緒性肌肉緊張的常見而有趣的症狀。類似症狀還有許多，在此就不一一列舉了。

我只想說明人的情緒可引發疾病是不爭的事實。

如果我們懂得這個道理，那麼我們就無須為常常感覺到的很多不適而苦惱。意識到這一點，可以幫助我們避免那些會引起病態、傷殘、痛苦、曠職或事故的疾病。

無疑，這對我們每個人都是至關重要的。

注❶：神經系統中與情緒有關的那一部分叫做自主神經系統，它不受意志的控制。自主神經系統的中心部位為下丘腦，也是腦下垂體刺激反應的中心。

■本章小結■

緊張情緒可以放大並加重任何一個輕微的痛感。情緒大致上通過自主神經和內分泌系統對人體產生生理上的影響。常見的神經作用是肌肉緊張，不論是腿部、血管壁，還是胃部的肌肉緊張都會引起疼痛。

因此，情緒性肌肉緊張會引起後頸、胃、結腸、頭皮、血管和骨骼肌的疼痛，會造成類似潰瘍的劇痛、類似膽結石的絞痛、常見的頭痛、偏頭痛，讓你不得不去做一大堆臨床檢查。

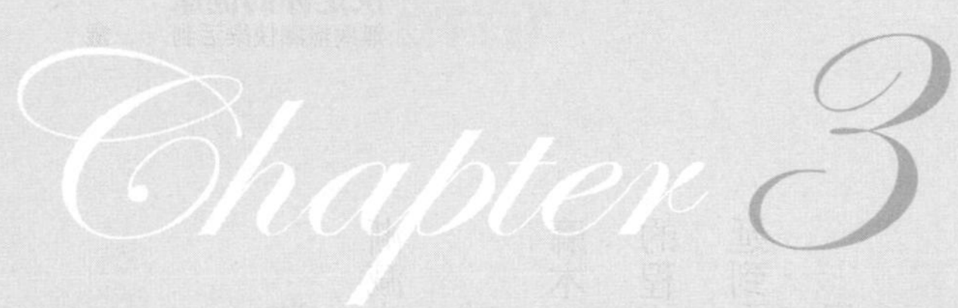

「過度換氣」：一種由情緒引發的症候群

很多非常普遍的病症都是由情緒變動引起，並會引起患者強烈的焦慮感。這些病症在醫學上被稱為「過度換氣症候群」。從醫學史上看，這是第一種被認定由情緒引發的症候群，其中某種化學因素起著主導作用。

「過度換氣」是指呼吸太深或太快，或者兩者兼備。一個人非常煩躁時會比平常呼吸得快。演員在舞台上也會呼吸過度，因為其主要技能就是將各種情緒外化並戲劇性地表現出來。

正常而言，我們大部分人在安靜時每分鐘呼吸約 12 次。如果我們加快呼吸頻率，我們自己，或者周圍的人很可能不會察覺到異樣，但我們的血液會很快注意到這種呼吸加速。血液是以怎樣的方式「注意」到的呢？請看下文。

過度換氣時會發生什麼

當我們的呼吸頻率比正常狀態快時，人體呼出大量二氧化碳，造成血液中二氧化碳含量逐漸減少。當減少到一定的臨界點時，各種症狀便相繼出現。

首先會出現的就是皮下發麻。接著，患者會明顯地感覺到手指、四肢以及身體其他部分麻木。這種感覺會越來越明顯，直到全身感覺有如針刺。但是，在麻木的感覺達到那種強烈的程度前，別的症狀也會相繼出現：心跳逐漸加速；身體開始顫抖，首先是在體內，然後蔓延到全身。

患者會頭暈眼花，甚至昏厥。在某些罕見病例中，患者會出現四肢抽搐，直至出現全身的骨骼肌似乎都在抽動的感覺；手腳會痙攣，這稱為強直症。有些病人情緒低落時會出現過度換氣的全部病症，最終導致手腳抽搐。

有一次，一位農民情緒激動地打來電話，說他兒子剛從乾草棚上摔下來了。我急忙趕到他的農場，卻看見那位打電話的農民自己倒在地上手腳抽搐。他的過度緊張導致過度換氣，當時他比他摔下草棚的兒子更需要救治。

有一天，一位牙醫打電話給我，讓我趕緊去他的診所，說上文中的那位農民（根據牙醫所說）突然癲癇發作。後來我看到那個農民手腳僵直倒在地上。因為要去看牙醫，他整天都擔驚受怕，這導致了他換氣過度。結果，他一坐上診所的椅子症狀就出現了。

在其他患者身上，過度換氣的其他症狀會比抽搐更為突出。我們經常能碰到受到驚嚇的病人說他感覺心跳得厲害，並且全身好像有成千上萬的針在刺他。他當然會被嚇到，因為他會覺得自己要死過去了。有一位年輕的女士兩個月都沒有辦法下床，因為她換氣過度實在太頻繁了；她每次想站起來就會暈過去。

過度換氣常在睡眠中出現

有意思的是，過度換氣常常在夢中發生。如果我們觀察一個睡著的人，尤其是當他在實際生活中遇到麻煩的時候，我們會發現他會時不時呼吸加速加深，然後恢復到平緩的呼吸，如此循環往復。

我們的頭腦極少有安靜的時刻，我們在夜間會有規律地作夢；在夜晚睡眠中，平常的潛意識抑制機制是不發揮作用的。

如果有人白天對你惡言相向，夜晚睡夢中，那個人就很有可能會帶領一群歹徒追趕你到懸崖峭壁。在夢中，我們會做出情緒性反應，就好像真的被逼到絕境一樣。我們輾轉反側並加速呼吸。

在我從醫的二十年間，大概每週一次，我都得在凌晨兩點接待一個因換氣過度而從夢中驚醒的病人。病人醒來的時候總是心跳加速，雙手麻木。當然，他會覺得他快要死於心臟病了。曾經還有這樣一個電話從十五英里以外打過來，那位丈夫在電話裡大吼大叫：「快點來！我老婆心臟病發作快要死了！」

他們兩個我都認識，我敢打賭，百分之百是因為她換氣過度。我很慶幸，我趕過去了：當時那對夫妻都因為換氣過度而身體僵直，急需醫療救治。

事情是這樣發生的：妻子從睡夢中醒來，發現自己雙手發麻，心跳極快。她首先想到的是：我和我母親一樣中風了。於是，她叫醒了丈夫，告訴他自己的感覺。丈夫的第一個想法就是：老婆和我父親一樣心臟病發作了。然後，他們倆都因為太過激動而開始過度呼吸。讓他們驚奇的是，他們居然活了過來。

■本章小結■

人們處於壓力之下時會過度換氣，就是說人們在不自覺的情況下，呼吸頻率加快並超過正常速度。在這種情況下，二氧化碳被呼出，血液中的二氧化碳含量降低。而隨著血液中二氧化碳含量的降低，人們就會感到麻木，刺痛，心律加速，體內顫抖，四肢無力，甚至抽搐昏厥。可能所有的症狀會一併發生，也可能某些症狀比較明顯。

換氣過度常常會因為我們睡夢中的情緒波動而出現，我們在醒來時會感覺到某些換氣過度的症狀。如果不了解自己身體的這些變化，我們就可能會被自己嚇壞。

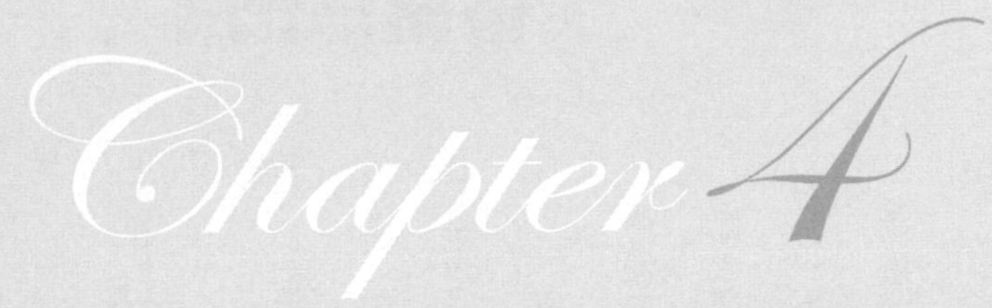

不良情緒導致內分泌失調

「你太神經緊張了！」

「我的神經緊張極了。」

「要是有什麼東西能讓我的神經不緊張就好了。」

「神經緊張讓我覺得太難受了。」

「我是個神經非常緊張的人。」

「要是我的神經緊張能改善一下該多好！」

很多人都會想當然地把情緒變化和神經系統畫上等號，但實際上，在情緒性疾病中，神經系統沒有什麼不對的地方。它們和其他器官一樣正常。神經系統所起的作用就像是一個傳話者，告訴結腸該收縮了，或者是通知心臟要加快速度了。

現代醫學已經證明，人體內被稱作是內分泌系統的一組器官，才與情緒性疾病有著主要的關係。所以，我們應該說：「這是我內分泌系統的問題。」而不是「這是我神經緊張造成的。」

情緒在左右腦下垂體的工作

腦下垂體就像一顆大號的豌豆，位於頭蓋骨內，大腦之下，完全處於一個碗狀的骨頭的包圍之中，宛如躺在搖籃裡一樣。你或許會想，腦下垂體受到如此的保護，那它應該是人體最重要的器官了。

事實確實如此！腦下垂體是全身上下的管理者。它能分泌出各種各樣神奇的荷爾蒙：有的會使血壓升高，有的會使平滑的肌肉收縮，有的還會抑制腎臟產生尿液；還有一些荷爾蒙能調節人體其他的內分泌腺，這些內分泌腺又會產生更多的荷爾蒙去控制調節人體的各項機能。

不過，腦下垂體的作用還遠不止於此。它更大的作用是從各個方面保護人體不受「緊張性刺激」的傷害。

不良情緒給內分泌系統帶來的破壞最嚴重

破壞身體健康的緊張性刺激特別多。它們大都會刺激腦下垂體過量分泌某種荷爾蒙或幾種

荷爾蒙的混合體。細菌入侵和病毒感染就是這樣兩種緊張性刺激。為了抵禦這兩種刺激，腦下垂體就會分泌出一種荷爾蒙來加強身體防線。類似的緊張性刺激還有很多，比如受凍、曝晒、嚴重肌肉勞損、藥物反應、受傷、手術……等等。

不過，最危險的緊張性刺激卻與病毒無關，而是不良情緒。這是因為，不良情緒會刺激身體同時分泌很多種，甚至所有的荷爾蒙。所以，不良情緒給身體帶來的危害往往會比其他任何緊張性刺激更嚴重、更深遠。

更為重要的是，這種危害持續的時間會很長，通常是幾個月，也可能是幾年，而一般的病毒感染只會持續一兩個星期。

下面我們就談一談這種長期影響對人體危害的嚴重性。

不良情緒會阻礙孩子的身體發育

促腎上腺皮質激素是腦下垂體分泌的一種激素。它不直接對人的身體產生作用，而是作用於腎上腺，刺激它產生腎上腺皮質素。

下面這個試驗會讓我們看到不良情緒、促腎上腺皮質激素和身體健康這三者之間的連帶關係。

研究者在蒙特利爾挑選了兩組孩子作為試驗對象。其中一組孩子都來自不幸福的家庭，家裡總是遇到很多不順心的事，包括孩子在內的每一個家庭成員都不開心。而另一組孩子則來自幸福的家庭，孩子們生活得很愉快。

這兩組孩子都在同一個大學的餐廳裡用餐，吃的都是為他們精心準備的豐盛菜餚。當時營養學家們也在場看孩子們吃飯，發覺飯菜很合他們的胃口。除了在同一個餐廳裡吃飯以外，所有的孩子都像往常一樣，各自過著自己所習慣了的生活。

試驗結束的時候，那些來自幸福家庭的那組孩子都長胖了，而且遠遠超過了同齡孩子的正常平均體重。但是那些來自不幸福家庭的孩子，儘管吃著同樣的飯菜，他們還是沒有達到同齡人的正常體重。

在試驗期間，研究者發現那些不開心的孩子抑制了腦下垂體，從而產生過量的促腎上腺皮質激素，而促腎上腺皮質激素又產生了腎上腺皮質素，這種激素又影響了蛋白質的新陳代謝，形成了一條有趣的鏈狀關係。

當蛋白質被腸吸收進入血液以後，就以氨基酸的形式存在。但由於受到促腎上腺皮質激素的影響，氨基酸更多地轉變成了葡萄糖，因此轉變成為人體生長所需的蛋白質的氨基酸量就相應減少。

很多不開心的孩子體內有時會處於一個氮的負平衡，也就是說，儘管他們攝取的食物很有營養，他們體內蛋白質的消耗量卻遠遠超出自身蛋白質的合成量。

那些來自幸福家庭孩子的情況則剛好相反。他們適宜地刺激了腦下垂體。他們體內的氨基酸轉換成蛋白質的量也很合適。

在觀察期間，受到心理壓力的孩子還經常感染上病毒，那是因為促腎上腺皮質激素的過度分泌，導致了人體對病毒的抵抗能力下降。

■本章小結■

現代醫學已經證明，人體內被稱作是內分泌系統的一組器官（腦下垂體、腎上腺、甲狀腺、甲狀旁腺、胸腺、胰腺、性腺）才與情緒性疾病有著主要的關係，其中最重要的是腦下垂體。

腦下垂體是全身上下的管理者。它能分泌出各種各樣神奇的荷爾蒙來調節我們身體的各項機能；它更大的作用是從各個方面保護人體不受「緊張性刺激」的傷害。

破壞身體健康的緊張性刺激特別多，比如細菌入侵、病毒感染、受凍、曝晒、嚴重肌肉勞損、藥物反應、受傷、手術……等等。不過，最危險的緊張性刺激是不良情緒。它們比其他任何因素帶來的危害都要大，持續的時間也更長。

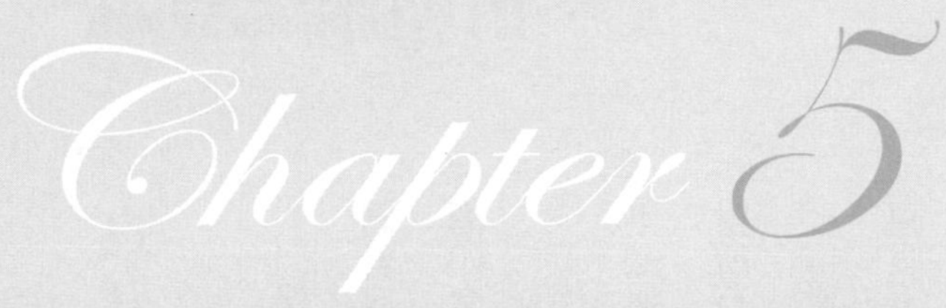

好心情是健康的靈丹妙藥

人的身體自身懂得如何保持體內內分泌平衡，而人卻不知道。但我們也有辦法達到內分泌的平衡，那就是保持愉悅的心情。

壞心情有害身心健康，而好心情是帶來健康身體的最大法寶。健康的情緒，比如平和鎮定、樂天知命、勇敢、堅定以及愉悅，都會刺激腦下垂體分泌激素以達到最佳激素平衡。這種平衡所產生的效力，可能比世界上的任何藥物都更加理想。

良好情緒的強大功用

保羅．懷特在一九五一年十二月出版的《內科醫學年鑑》中舉例說明了他的觀點。當年人們對促腎上腺皮質激素還一無所知，他的一位病人患有嚴重的風濕熱，她有兩個孩子和一個嗜酒如命的丈夫。她已經臥床三年，醫生說最多還能活上一年。

那位女士的精神狀態也非常糟糕，幾乎喪失了任何希望。然而，不幸接踵而來，她的丈夫不知道什麼原因拋棄了家庭，甚至連生活費也沒有留給她和兩個孩子。於是，她不得不挺身面對所有的不幸。而正是這不幸的遭遇讓她結束了自己的消沉狀態。

當懷特醫生去給她看病時，她堅定地說：「懷特醫生，我決心要讓自己好起來，我要撫養兩個孩子。」

懷特醫生答道：「我親愛的女士，我當然希望妳能做到，但妳的心臟承受不了啊。」

我想要提醒一下各位，並不是懷特醫生低估了她的心臟，像保羅．懷特醫生這樣的專業人士，當然知道那個心臟的現狀和未來可能出現的情況。但是他低估了促腎上腺皮質激素（那時人們還不知道這種激素的存在）的生理作用，低估了某些情緒可以刺激促腎上腺皮質激素的分

泌，以形成荷爾蒙正常分泌的可能性。即便懷特這樣建議，那位婦女還是以滿懷勇氣、堅定、熱情與愉快的心情下床開始工作。她努力撫養兩個孩子，堅持了八年。

任何觀察力敏銳的主治醫生，都能從他的行醫經歷中挑出類似的例子。這種例子在手術後較為常見。我們的醫院曾經有過這樣一個例子：我們給一位惡性腫瘤患者做了一個極其艱難的大型手術。手術後三天，主治醫生讓我去看望病人，並說：「那位病人活不久了。」

從病例來看他的確是活不長了。我走進他的病房，他看起來很清醒，但僅此而已。

我說：「亨利，你今天感覺怎麼樣？」

亨利對我愉快地笑了笑，雙眼充滿了堅定的熱情（我不知道這種力量從何而來），用一種很真誠的語氣回答說：「我很好啊！過不了幾天我就可以出院了。」

亨利一直保持著那樣的態度，他恢復得很好。我想如果病痛帶來的消極情緒一直困擾著他的話，他應該已經去世了。

另一個我永遠難以忘記的病人是一位中年婦女。她因為一種無法控制的出血病而住院，身體狀況每況愈下。每次我去病房探望她，都覺得她再沒有活下去的希望了。但是每當我問她感覺如何，她都保有一貫的愉快和信心：「我感覺很好，我想坐起來。不久我就可以回家了。」

她真的很快痊癒了，並不是因為任何治療手段，良好的心情是最好的療法。

好心情與內分泌平衡

良好的心情可以刺激人們的腦下垂體，從而達到內分泌平衡，但人工注射荷爾蒙卻達不到同樣的目的。良好的情緒能刺激人體分泌適當數量的荷爾蒙，而壞情緒則產生不當數量的荷爾蒙。

好心情能創造奇蹟

我們對荷爾蒙的了解仍然很不全面，但由此我們可以解釋許多醫療上的奇蹟。隨著我們知識的增加，我們的自然界會變得越來越神奇，比古代人眼中的世界神奇千倍萬倍。

讓我舉個例子來說明一下吧。在抗菌劑發明以前，曾經有位男人出現了腎臟感染。在一九三四年這還是一種很嚴重的病症。他平時易怒易躁，時常有不滿情緒發作。他的病情越來越嚴重，而那些不良情緒刺激了他體內促腎上腺皮質激素的分泌。

後來這位患者遇到了一位巫醫。這位巫醫讓他的情緒變得愉悅起來，讓他充滿了熱情、希望和信心（所有這些我都沒有能夠做到）。之後，最佳內分泌平衡在這個男人體內形成了最佳保護，體內的自我免疫系統是那個時代唯一的治療手段。後來他就逐漸痊癒了。

不論透過任何方式，只要情緒得以改善，都會有同樣的效果，比如，一次浪漫的戀愛。怎樣獲得良好的心態並不重要，關鍵是要有良好的心態。

自從地球上有人類出現，這種事情就一直存在，只是我們剛剛才開始意識到它的重要性。

好心情透過兩種方式產生效果

好心情常常有兩種效果。首先，好心情替代了產生緊張的壞情緒；其次，好心情可以刺激腦下垂體，從而達到內分泌功能的最佳平衡。正是由於這種最佳平衡，人們才會有如此美妙的狀態：「哈，感覺太棒了！」但我們必須明白，上述兩種效果是同樣重要的。

感受生命的美好

健康生活的第一要務就是保持良好的心態，所以很顯然，生活中最重要的一點就是訓練並掌控自己的心態。

到目前為止，教育的主要目標是提高我們的智力，這一點當然很重要。但是一個人可以智力很高卻情緒很糟，生活得淒淒慘慘戚戚。如果必須二者選一，ＥＱ低、智商高還不如ＥＱ高、智商低，因為後者很可能生活得更加幸福。

事實上，如果方法得當，獲得良好的心態比提高智力要容易得多。其實任何人都不必非要有壞心情。的確許多人情緒糟糕，那是因為幾千年來，我們忽略了控制情緒的訓練。

■本章小結■

健康的情緒和緊張的情緒都會對腦下垂體產生很大的影響。好心情讓身體變好，壞情緒讓身體變壞。

健康的情緒，比如平和鎮定、樂天知命、勇敢、堅定以及愉悅，都會刺激腦下垂體分泌激素以達到最佳激素平衡。這種平衡所產生的效力，可能比世界上的任何藥物都更加理想。

基礎情緒：一切幸福或不幸的根源

我們每個人在同一時間都有兩種情緒：一個是外在情緒，這種情緒是任何人都看得出來的；還有一個是內在的情緒，除非能洞悉自己的內心世界，要不然沒人能看出你的這層情緒。我們把後者稱為是基礎情緒（心理學家們也把它們稱為情感）。

什麼是基礎情緒

下面我們就舉個例子，讓大家能更好地理解這兩種情緒之間的差別。

假設今天早上你犯了一個嚴重的錯誤，或者說你犯罪、觸法了。假設這是你第一次犯罪。顯然，你不是一個冷酷無情的罪犯。要是老天再給你一次機會，你絕不會那麼做了。當然，你最期待的是法官能夠相信和理解你。在接下來的幾個小時甚至幾天裡，你就會不斷地產生恐懼——焦慮——自責這樣複雜的基礎情緒。

在這段時間裡，你總是悲痛不已，心神不定。這樣的情緒就會令你的肌肉收縮，而且過度刺激神經內分泌系統。由於這些症狀的出現，毫無疑問，你會覺得很不舒服。

當然，從表面上看來，你偶爾還會開心，還能善意地和別人開玩笑，表現得很輕鬆。但是你知道你內心的真實狀態一直都是很糟。

這種基礎情緒就像舞台上的布幕一樣整天籠罩著你，而外在情緒只是偶爾在黑色布幕上掠過的光影，轉瞬即逝。不管光影掠過前、掠過後，又或者是光影來到的瞬間，基礎情緒都沒有消失過。

基礎情緒對人體的影響最大

和外在情緒相比來說，基礎情緒更容易引起身體疾病，因為它們總是持續不斷，而且從根本上來說，基礎情緒通常都是不良情緒，持續時間也長。

基礎情緒也許會貫穿一個人的一生，不斷地引發出各種病症，而患病的人卻不十分清楚這種情緒的存在。

二十七歲的沃爾特是個待人友善的小夥子。他很討人喜歡，整個人都笑咪咪的，光顧過他加油站的人們都認為他是個樂天派。但了解他的人，就不這麼認為了。他的妻子就發覺他有時候看起來有些心神不寧，悶悶不樂的，眼神裡透出一絲凝重，好像在等待什麼壞事發生一樣。其實，他早在六歲的時候就患了慢性痢疾，而且情況越來越糟糕。

這一切都是因為，在五歲那年他和父親的一次騎車出遊。那天，他們遇上了暴風雨，避雨的時候一道閃電擊中了父親——他倒下了，之後就再也沒有起來。從那時起，沃爾特就一直生活在恐懼和憂慮之中。

不管外在情緒是怎樣的，基礎情緒都會始終存在於一個人的內心深處。

精神生活不豐富導致不良基礎情緒

造成不良基礎情緒的原因有很多，其中最為常見的就是基本的精神需求得不到滿足。這樣的精神需求分為六種：愛、安全感、認同感、創造性、新體驗和自尊。我們將在第十四章中就這些內容繼續討論。

心智不成熟也會產生不良基礎情緒

造成不良基礎情緒的另一個原因就是心智不成熟，以及這種不成熟的個性所帶來的問題。在第七章中我們將講解這部分內容。

愉快的基礎情緒：幸福生活的本質

如果一個人能長期保持愉快的基礎情緒，那麼他無疑就是幸福的。在他身上具有著我們所說的開朗的個性。與全世界的物質財富相比，這種個性更為珍貴。

如果你沒能在成長的過程中自然形成這樣樂觀向上的個性，現在開始培養還為時未晚。只要你能堅持不懈地貫徹一些簡單的原則，你就能成功。我們會在本書的第二篇講述這些原則。

■本章小結■

任何一個人都會有兩種不同的情緒，而且每種情緒都會在人體內引起各自的物理變化和化學變化。

外在情緒指的是平時呈現出來的表情，比如有人遞給小孩子一盒糖果，他們就會露出燦爛的笑容。

不良基礎情緒才是大部人的生活基調——當我們的小孩落入了壞人的魔爪時，我們內心深處固有的那份感覺；當我們切身感受到社會的陰暗時，我們心裡的那種感覺；當我們深愛的人生病時，我們憂慮不安的那種感覺……等等。

如果一個人只是表面上很愉快，但他的基礎情緒卻不怎麼愉快，這樣對他的身體沒什麼好處。不良基礎情緒產生的原因很多，有時候是由於精神上的需求得不到滿足，有時候是由於人們心智上還不夠成熟，有時候又是因為一些人們不願承認的原因。

那些擁有愉快基礎情緒的人才最值得我們羨慕。他們看起來是那麼的沉著、果斷、自信、堅決和樂觀。

How to Live 365 Days a Year

篇　二

生命的重建

如果你能從身邊的事物中發掘快樂，生活就會變成一場奇妙無比的大冒險。

當你望著無垠的天空和朵朵白雲，陶醉其中，你看，簡單的生活也可以很快樂！欣賞門板上奇妙的木頭紋理，品嚐一盤美味的炒蛋，你看，簡單的生活也可以很快樂！

Chapter 7

只有心智成熟了，情緒才能健康

任何時代都有情緒引發的疾病，無論是過去還是現在。世界一直充滿了情緒性疾病。過去的人們在面臨生活困境時所承受的情緒壓力並不比我們少。當然，我們現代社會中有世界政治局勢之類的壓力，但是每個時代都有各自不同的世界局勢和戰爭，有些年代的世界形勢比我們當代還要糟糕。

儘管對各種疾病的大規模宣傳讓我們感到緊張，但是過去的歲月中，人們面臨著更多的可怕疾病，如肺結核、白喉、鼠疫、傷寒、痢疾，以及與現在比起來更加糟糕的生活條件。

像我們這個時代一樣，以前任何時代都不能免於生存壓力，也不能擺脫壞天氣對心情的影響。每個時代都讓人們有各種各樣的情緒壓力。

我們總會認為，我們今天遭遇的煩惱要比歷史上的其他時代來的深重，但這往往是一種誤解。沒有人能脫離自己所處的時代，所以我們更加關注如今人們所面臨的壓力。我們已經意識到了情緒性疾病的重要性，將來我們一定能夠減輕人們的情緒壓力，正如我們已經成功地降低了傳染病的發病率。

生活難題很少，不等於沒有情緒性疾病

最讓人驚訝的是，患有情緒性疾病的人通常並沒有許多生活中的煩惱。讀者一定以為他們會有很多具體的難題，對不對？你所認為的規律應該可以用等式表達如下：

生活難題很多＝情緒性疾病

生活難題很少＝沒有情緒性疾病

但是事實並非如此。當然，大量的難題會導致情緒性疾病，但是絕大多數情緒性疾病患者，實際上並沒有什麼真正的難題。

導致情緒性疾病最重要的原因是：病人沒有學會如何在平淡普通的日常生活中保持健康心情。每個人都會碰到各種煩心事，而正是這些煩心事引發了大多數情緒性疾病。

許多人還沒有學會用健康快樂的心情，來面對變化無常的日常生活。這裡所說的日常生活包括維持生計，收入和開支，維繫家庭和睦，平息偶爾的爭吵。同樣，作為日常生活的一部分，人們還得面臨親人的去世。

這些患者從來沒有學會讓情緒平和的藝術，面臨生活時，他們情緒上壓力重重。情緒平和

是指應對日常生活中種種情況的能力，一切不好的狀況都要以好的心情來面對，比如情緒穩定、樂天、勇敢、堅定、開心以及愉悅。但是有些人面對壓力就會以不好的心情來面對，比如焦急、害怕、憂慮、消極、失望以及挫敗感。

不良教育引發情緒壓力

無論過去還是現在，能夠獲得平和心態的人總是少數，原因很簡單，我們還沒有把平和心態的訓練當作一種專門的技能。獲得情緒平衡的唯一方式就是透過正確的教育，但是這種教育還沒有出現。

沒有任何地方可以讓你學到使情緒平和的技巧。這樣的地方當然應該有，但事實上卻沒有。有關情緒平和的教育以後會有的，我們的後代在學校裡就會學到這樣的課程。但將來是將來，對現在的我們沒有任何幫助，是吧！

1.家庭的影響

當然，一個人所受到的所有教育絕不僅僅局限於學校。父母的家庭教育對我們影響最大。

然而許多家庭對子女的影響都糟糕透了。大多數家庭都有著強烈的情緒壓力。當然，還是有很多例外的，但是大致上說來，家庭教育並沒有給孩子一個好的開始。

2.朋友的影響

對於我們每個人來說，第二大重要的教育因素是來自我們生活圈子裡的人，和我們一起玩耍、交談、拜訪、工作、打鬧以及相愛的人。這個生活圈子包括那些作家，他們透過所寫的書籍進入我們的私人世界，即使他們可能不在人世了。如果我們幸運，一些能照亮我們心靈的人會進入我們的「圈子」之中，影響著我們，幫助我們培養起一兩種健康的生活態度。但是大多數和我們的生命有過交往的人都是平庸的，同時承受著很大的教育壓力。

3.學校的影響

學校是我們第三大重要的教育影響源。老師從來不會教我們如何養成平和的心態，但相信不久以後，他們就會意識到這一點。好幾位頗具遠見的教育家正在計畫推行這種教育了。教育的中心目標應該是教育人們愉悅而滿足地生活，而不是讓他們去跑一場七十年的情緒壓力馬拉松。

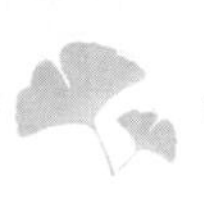

「成熟」是平和心態的代名詞

教人們如何讓心態平和，也就是教人們變成熟。心態平和是一個人成熟的表現。最近，心理學家才開始了解成熟包含哪些方面。按字面意思來說，成熟就是：以一種積極有益的心態面對生活，而不是像個小孩子。心態平和也是同樣的道理。孩子遇到危險時會情緒緊張，但是同種情況下，成熟的人會沉穩地應對。

心理學家同樣意識到，極少有人或根本沒有人完全成熟。大多數人都有著孩子氣的一面，他們會有像孩子一樣的緊張情緒。只有極少部分人接近成熟，因為沒有正規的教育來幫助人們變成熟。要變成熟有時也靠運氣。有少數人很幸運，在別人的指點下變得成熟，但是即使這樣，這種指點的效果也很有限。

在大眾眼裡，社會精英都很有才能，非常成熟。然而在他性格中肯定有不成熟的一面。對於生活中的某些事情，他的反應可能很不成熟，像個小孩子。

一些大企業家，或者常見於報刊頭條的名人，在一些基本問題上會很不成熟。一旦大眾認識到成熟的真正含義，這類人就不可能爬上高位。人們會認清他們的真面目——一群不成熟的傢伙，從此不再被他們的論調所蒙蔽。

一旦我們的社會意識到要讓人們養成平和的心態，成熟的人就會越來越多，社會面貌和個人生活都會大大改善。

成熟的一個誤會

首先值得我們注意的是：男人通常所認為的成熟，實際上不是真正的成熟。這種不成熟對社會，對他自身，以及對很不幸成為他妻子的人造成了很多麻煩。

這種不成熟的人被當作英雄看待，最典型的例子就是那些粗魯、目空一切又虛張聲勢的男人，他們終生玩著四歲小孩就會玩的員警抓小偷的遊戲。廣播和電視天天都在向青少年報導著這些人的行蹤，報紙也大肆渲染。

在我們身邊還有一種典型的不成熟男人：他們會把妻子小孩扔在家裡，自己出去釣魚、打獵、賭博，和同伴朋友一起出門做這做那，然後喝得酩酊大醉。

我特別提到這類人，是因為他們的不成熟經常會引起妻子和孩子的情緒壓力。而以上兩種

類型的男人各自不成熟程度和方式不盡相同，但是人數極多。每一個地方都有很多這樣的人。

他們的性格越是粗魯，行為也就越為粗魯，也就愈加不成熟和孩子氣。一旦要打針，或者在沒有麻醉的情況下動手術，他們就會表現出驚人的幼稚，完全受不了這些。我在聖路易醫院看到過一些「硬漢」，他們平時膽子大是出了名的，卻在這些時候害怕得像個小孩子。

當然，他們的強悍是偽裝出來的，其實只是外強中乾。他們忍受不了任何壓力，動不動就喝酒發洩，但他們不知道，酒精並不是消除壓力的有效方法。因為，在他們看來，成熟的人應該會抽煙會喝酒。他們甚至覺得，粗魯地對待妻子或者對妻子表現出冷漠的態度就是成熟。讓人傷心的是，法律竟然允許這種人結婚。

等到他們四五十歲，意識到自己原先的想法完全錯誤時，才開始緊張起來並去醫院諮詢。到那個時候，他們大多數人都已經體弱多病了。

更可悲的是，他們的妻子去醫院時年齡要小些，大約三四十歲。他們的孩子很小時就會出現心理問題。沒有有問題的孩子，只有有問題的父母。

成熟的人都具備哪些品質

1.責任心和獨立自主是成熟的首要品質

成長的必要一步是：開始獨立地承擔起對父母和其他家庭成員的責任。童年時代，孩子習慣性地依賴他人，尤其是那些家人保護過度的孩子。很多家長，尤其是母親，在孩子應該獨立時讓孩子依舊充滿依賴性。這些一直依賴性很強的人遲早會在生活中遇到困難。

這裡有一個著名的例子，講的是一個非常依賴母親的男孩。當他慢慢長大，開始遭到同伴們的嘲笑時，才逐漸意識到依賴母親是一種懦弱的表現。為了向自己以及同伴證明他的能力，他表現得比同齡人更為強悍，簡直與強盜沒什麼兩樣。那之後，他到處惹是生非。

2.成熟意味著付出而不是索取

孩子最大的願望就是收到夢寐以求的禮物。不成熟的人總是抱著這種心態：這樣做我會得到什麼？這是一個起點，人們從此變得小氣、脾氣乖戾。隨著他們逐漸長大，到再不能像小孩子一樣收到禮物時，他們滿腦子想的仍是能夠得到什麼。他們鑽進了牛角尖再也出不來，只能是欲望變得更加強烈，最終導致極端的挫敗感。

有兩個未婚的姊妹，她們一直住在一起，由父親遺留下的一筆可觀遺產維持生活。後來，她們一位年邁的叔叔去世了，他一直喜歡製造麻煩，遺囑聲明把農場留給姊姊，並註明姊姊去世後農場將傳給妹妹。但是妹妹想立刻得到屬於她的那部分遺產，所以要求變賣農場並平分家產。但是姊姊想要把農場維持下去。為了此事，姊妹倆爭吵起來，最後反目成仇，各自生活。

現在，她們都患了情緒性疾病，生活很悲慘。除非她們變得成熟，懂得付出，而不只是一味索取，否則這種狀況永遠不會改變。她們都已年近五十，但這種疾病還將繼續困擾她們很多年。除此之外，她們都有自己的律師，多年來一直為爭奪農場打官司，但是訴訟所花去的錢已經超過了農場所值。那個愛製造麻煩的叔叔，人死了還給她們留下這麼大的麻煩。

成熟的人總會想著如何讓別人的生活更加美好。有了這種想法，他們會心胸更開闊，更富有同情心。這種成熟的人不會把自己封閉起來，更不會把別人拖入痛苦之中。他沐浴著陽光，享受著寬廣的世界，愉悅地看待身邊的一切，覺得他人值得去了解，值得去付出。

事實上，只會索取的吝嗇鬼從來無法體會到付出所能帶來的快樂，他們一直無法擺脫壓力，且身陷無盡的欲望之中，疾病不斷。

3.成熟就是不以自我為中心，不爭強好勝

孩子總會這樣說：「我有這個，你卻沒有！」或者「我比你厲害！」又或者「你爸爸打不過我爸爸。」有些人一生都這樣孩子氣，以自我為中心，爭強好勝。他們無法與他人相處，因為他們常常拿自己與身邊每個人比較，從來不會友好地和他人合作。作為同行，他們讓人厭煩；在一個團體中，他們讓人感覺憤怒；與人相處時又愛爭論。

(1)爭強好勝的人

不斷拿自己和別人比較，嫉妒心強，這樣的人註定會生活不幸。他總是嫉妒別人，自尊心不停受到傷害，因而對別人心存敵意。

脾氣暴躁、一心想登上頭版頭條的政客們就屬於這種類型，他們習慣把自己的想法強加給別人。如果你去觀察他們一天的行蹤，就會發現他們經常出入醫療中心，要嘛是去檢查身體，要嘛去做手術——醫生把情緒性疾病當作了一般性疾病。

這些人自認為是領導者，覺得自己非常成熟。如果選民了解狀況，就會知道他們其實很幼稚，愛爭強好勝，別的方面也不成熟。這類政客不停的大話連篇不僅會讓自己心虛，也會讓聽眾深感不安。雖然本性幼稚，他們還是會竭盡全力表現得很成熟，當然這種成熟並不是他們的

本性。

適當競爭是有益的。在某種程度上，競爭在生活中佔據著很重要的位置。但是，當競爭心太強，超乎一切其他情緒時，它就喪失了原有的效果。它會引起焦慮、緊張、壓力和不安，甚至讓成功人士也失去了快樂。

現代工商業社會中，同行間的激烈競爭引發了大量的情緒性疾病。大型連鎖店的地區分店經理經常會有情緒性疾病，因為他們互相競爭以提高銷售量，努力超過本地的其他分店。金融業和工業中也存在著類似的問題。

所有想要往上爬的人都承受著巨大的壓力，並常常患上潰瘍。失敗的人會感覺挫敗，接著這種挫敗感會導致疲乏和長期的頭痛。到底誰贏了呢？在這種競爭中，我沒有見過一個人真正贏了。

⑵我們的競爭環境是有缺陷的

毫不誇張地說，我們的競爭體系是不成熟的。我們希望隨著時間的流逝，這種體系可以逐漸成熟，在人們之間形成一種友好互助的氛圍。如今，這個競爭環境毀了很多人的生活。難道這些只為自己考慮的大型公司和企業，值得人們付出這麼大的代價嗎？我覺得答案是否定的。

把自己塑造成為一個成熟的人，也就是說讓自己快樂，這是我們每個人都有權利去追求的一個目標。任何一個行業，若是讓人們情緒糟糕、身體不健康，那麼它就是不成熟的團體，和以自我為中心、爭強好勝的人一樣，在這個社會是得不到認可的。

迪克是一家連鎖分店的經理。他的商店正處於和其他幾個分店的激烈競爭中。如果要成為那個地區的總經理，迪克的商店必須在銷售量上賽過其他分店。即使薪水並不高，但他還是日以繼夜地努力著。最終他患了潰瘍，但也成為了地區的總經理。其他連鎖店的經理也同樣患了潰瘍，但卻沒能成為總經理。

每一場競爭中，總有人會輸，輸的人除了患上潰瘍還會繼續得別的疾病。迪克成功了，薪水也提高了，但是煩惱越來越多，競爭也越來越激烈。他比過去更加努力，拚命地工作，但他管理的幾個分店總銷售量仍然落後於其他區域。因此他沒能繼續往上升。於是，挫敗感讓他疲憊不堪，便秘、頭痛和失眠也接踵而來。

還有這樣一種人，她們很自我、自大，不受外界影響，與每個人接觸都像競賽一樣，一定要證明自己比別人聰明。

有一位女士，她的能力很強，賺的也比丈夫多，以至那個可憐的男人和她在一起總是很自

卑，心情極端複雜。每一次開會，覺得主席的開場白很沒有水準時，她都會立刻站起來要求換個話題或者換個發言人。她在女子俱樂部中是個強悍的角色，在橋牌俱樂部中也霸道得讓人受不了。她每走一步，似乎整個城市都跟著顫抖一次。

但是上帝對每個人都是公平的，不成熟也讓她付出了極大的代價。有時候，到了深夜，她都會感到特別的無助，這種感覺會一直持續到次日早晨，然後讓她好幾天都垂頭喪氣。這位女士的痛苦正是由於她還不夠成熟，無法友好地與人和睦相處。在這個方面，她還是一個孩子。她所受到的教育只停滯在「你媽媽打不過我媽媽」這個階段。

4.性心理的成熟

當我們還是孩子時，性觀念是自私的，只顧及自己的生理滿足，並沒有意識到性是兩個人結合的一種美好體驗。兩個人在一起，不管做什麼事情，只有雙方都善良、富有同情心以及學會了相互配合時，這種體驗才能達到完美。

不成熟的性態度太常見了，害羞和對情感的抑制妨礙了性教育的順利開展。不論是學校，還是家庭，都沒能給人們提供正規的性教育，於是，許多人都通過不正常的管道去認識性。由此不難看出為什麼絕大多數人的性觀念不夠成熟。

有兩種不成熟的性觀念。第一種是異常害怕性以及和性相關的東西。

露西是個很漂亮的女孩，家住在一個粗俗而不開化的小鎮上。為了讓女兒免受鄰居的騷擾，母親嚴格控制著年幼的露西，不讓她和性以及與性有關的事情有任何沾染，讓她對性產生了畏懼心理。

後來露西結婚了，婚後多年她一直無法和丈夫過性生活。她的丈夫非常耐心地嘗試過每種能想到的方法，但是露西卻越來越畏縮，身體上和心理上都越來越恐懼。意識到自己不是一個好妻子，她有一種罪惡感，覺得自己不是一個完整的女人。後來她患了一種非特異性的腸壓迫症候群，一度住院長達一年之久。

另一種完全相反的性觀念，是把性當作人生最重要的事情。

達蓮娜出生在一個粗俗、隨心所欲的家庭。在家裡，達蓮娜所聽到的全是黃色笑話。孩子看A片爸媽也從來不管，她媽媽的色情雜誌也是看了就隨處扔。家裡的拜訪者三教九流，什麼人都有，任意對性高談闊論。

達蓮娜還沒有到戀愛年齡，她媽媽就帶她去參加舞會，並把她介紹給男孩子。達蓮娜早早就懷孕了，並且之後不斷換男朋友。到目前為止，她也才三十五歲，惹上的麻煩卻夠她煩惱一輩子的了。她不停地抱怨這抱怨那，也已經成了醫院的常客。

5.成熟意味著不與人為敵

有些人喜歡與人為敵，把憤怒、仇恨、殘忍和好鬥當作一種力量。其實不然。這些都是孩子氣的心理，是不成熟的表現，是軟弱的標誌，是畏懼和挫敗的證明。

(1)愛挑釁的幼稚男人

還是孩子的時候，人們在這個世界裡還軟弱無助，缺乏安全感，需要依賴他人。一旦欲望得不到滿足，他們會表現出憤怒、仇恨、好鬥，甚至還會變得殘忍。成年以後，很多人還是沒能擺脫這樣的心態。他們依舊殘忍好鬥，因為他們仍然很軟弱，需要依賴他人，而且沒有安全感——其實沒有學會堅強。只有強者才是真正溫柔的。那些透過殘忍、挑釁和爭鬥的方式篡權奪位的人其實很軟弱，他們只是被誤以為是強者，是成熟的男人。

如果人們普遍認識到這種人事實上極端孩子氣，根本沒有能力去領導整個人類的事業，那麼趁他還沒有造成更大的損失之前，那個國家的公民就會否決他，趕他下台。二十世紀人類所遭受的大多數災難都是這類領導人造成的。

美國也有這種人，然而幸運的是，在我們國家，這種人沒法篡奪政權，但是他們是一個潛在的威脅，我們不能放鬆警惕。因為這麼多人沒有擺脫掉與人為敵的本性，因此我們這個時代真正的危險是人對同類的殘忍。

(2)麻煩製造者

伯特就是這樣一個人，他看起來很親切，絕對不是會給人帶來危害的人。伯特的一個老闆告訴我，他來到部門之後，一些員工開始有不滿情緒，搞破壞，有人對這對那不停地發洩不滿。情況越來越糟糕，於是老闆不得不對煽動者進行調查。

結果發現煽動者竟然是伯特。他以一種安靜、親切的談話方式，向其他員工發表看法和建議。他把鈞鉤隱藏得太好，採用的方式太狡猾，以至其他員工都沒有發現伯特在向他們灌輸敵意的思想。伯特被解雇後不久，那個部門很快就恢復了以往的平靜。伯特其實一直情緒不佳，而我懷疑他以後也不會好起來。

很多女人嫁給了肌肉發達但是思想卻不成熟的男人，從此生活在痛苦之中。這些女人活得簡直比下十八層地獄還痛苦。通常這些丈夫外表彬彬有禮，氣度不凡而且舉止紳士，會給其他人留下很好的印象。

但那些人的妻子會說：「其他人根本不知道他在家裡有多麼冷漠無情。」

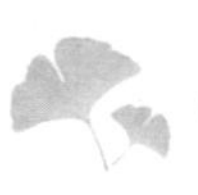

這些男人患上情緒性疾病實在是活該，但是他們妻子患上情緒性疾病就很冤枉了。

6.成熟就是能分清現實與虛幻

孩子常常會把想像當作現實，也不會試著去區分兩者。即使去區分，也不會給他們帶來任何好處。然而，如果到了應該負責任的年齡，他們卻仍然分不清現實和虛幻的差別，就會有一大串的煩惱和麻煩，最終情緒糟糕，活得很悲慘。

(1)一種常見的幼稚心理

這種不成熟的人多得嚇人。某人對別人無端猜測，然後開始製造謠言，惡意中傷，最後這種謠言就被人們當作事實了。

一個自私、虛偽、卑鄙的政客會製造假象，向外界表明立場，痛斥極權主義，一大群真誠卻幼稚的選民就會被這種假象蒙蔽。有些人會向世人宣佈他從上帝那裡得到的諭示，並努力使人們信服。宗教衝突和造成分裂的仇恨大多毫無根據，只是基於一些荒謬的言論。就我所知，宣稱得到過上帝諭示的人都是精神分裂症患者。

(2)沉溺於幻想，杞人憂天

這種類型的人尤其值得關注。調查發現有些人將從未發生的事情當作事實，為之憂慮不安。這種人活在糟糕透頂的虛幻世界中，但是那並不是一個真正的世界，因為它根本不存在。

事實上，現實世界是充滿快樂和趣味的，任何事情都能讓人心情愉快。但是那些不成熟的人卻老是幻想這個世界很糟糕，等待他們的都是悲慘的結局。白天他們也害怕一人獨處，因為他們認定會有什麼不幸的事發生，雖然他們不知道到底會發生什麼。他們像孩子一樣，也會一直這樣下去，他們沒有長大，把想像當作現實。很多病人通常都屬於這種類型。

比如，有個婦女在倉庫裡整理乾草，忽然想：說不定草堆裡有一條蛇。農場還從沒有出現過蛇，但是因為有了這樣一種幻覺，她就不斷想像著如果有一條蛇會發生什麼情況，想像著一些毛骨悚然的情節，直到她確信乾草裡真有一條蛇，那之後她再也不敢進倉庫了。

另一個六十出頭的女士來到我的辦公室，這樣向我抱怨：「我知道你會嘲笑我，但是我的胃裡真的有一條蛇，牠在我的胃裡已經有好幾個月了。我總感覺牠在咬我，讓我痛苦不堪。」從其他任何方面來說，她都很正常的，但在這一點上卻很不清醒，病情比任何人都嚴重。

你肯定想知道這個故事的下文。任何檢查，包括照胃鏡，都沒法讓那位女士相信她的胃裡確實沒有蛇。最後有位醫生出面了，他略施小計，拔出胃鏡時順手從口袋裡掏出一條襪帶蛇，說道：「啊，上帝保佑妳，妳的胃裡真的有一條蛇，妳看，我取出來了！」

「看，」那位女士激動地說：「我就說嘛，我胃裡真的有蛇，沒錯吧？」她終於鬆了口氣，感覺好極了。

三個月之後，她又來到我的辦公室，說：「我的胃裡又出現了一條蛇。」那已經是冬天，那位聰明的醫生沒法找到蛇。於是夏天來臨之前，那位女士只得帶著她的「蛇」去往別的醫院。我不知道她的胃裡是不是還有蛇，搞不好已經下了蛋並孵出了小蛇，那樣她的整個消化道裡滿是蛇了。

7.靈活變通是成熟的重要品質

如果一個人在面臨困境時不懂得靈活變通，不會調整自己以適應不斷變化的生存環境，那麼在這個多災多難、變化無常的世界裡，他就不可能生活得很快樂。

靈活變通可能是成熟的人最需具備的品質。當生活環境一如既往的艱難，當我們所擁有的一切忽然不復存在，要避免壞情緒和情緒性疾病，我們必須學會靈活變通，面對命運的狂風暴雨不屈不撓，在新環境下勇敢地開始新生活。只有具備這種品質，一個人才不會在他的基本需要得不到滿足時心煩意亂。

反之，一個人就會煩惱不斷。波麗安娜（Polly Anna）❷就是會靈活變通的典型例子，她很樂觀，能從所有不好事情中看到好的方面。至今，波麗安娜系列叢書已經出了十五、六本。

另一個簡單的事例是：有位婦人，老公是個酒鬼，但她決定不為這種情況痛苦悲傷，而是努力讓自己和孩子都生活得很快樂。

還有一種生活方式就是吸取經驗教訓，保持著向前看的態度，期待未來會更美好。

8.成熟是一種態度

畢竟，成熟是一種態度，是在認識自己和認識世界的過程中慢慢形成的。但是這種態度不是與生俱來的，需要透過學習才能獲得。這些態度決定了我們生活得快樂或者悲傷，健康還是疾病不斷，因此是人生的必修課。

每個人都要這樣捫心自問：「我到底有多成熟？在哪些方面依舊不成熟，要如何改進呢？」這是很有好處的。許多人覺得人到三、四十歲甚至到五、六十歲才可能完全成熟。其實並不是這樣，要變得成熟，人們只需知道自己該學習什麼，並要有學習的欲望。

一旦人成熟了，心態自然就平和了。

注❷：《波麗安娜》為美國著名童話，其作者是伊蓮娜波特（Eleanor Hodgeman Porter，

1868—1920）。該書塑造了一個樂觀向上的女孩形象，因此波麗安娜也早已成為樂觀的代名詞。

■本章小結■

人們有著情緒壓力和情緒性疾病並不是因為有眾多的麻煩，麻煩人人都有，只是這些人不懂得如何處理。

我們所說的成熟是指積極地應對人生不同階段的各種問題，換句話說，就是盡量讓自己多點快樂、少點壓力。

成熟意味著保持心態平和，即使情況令人憂慮、焦急、恐慌，還能保持鎮定、勇敢、堅定和愉快。

不斷學習才能讓人們變得成熟。不幸的是，至今還沒有一個地方可以教人們變成熟，學校和家庭都表現得太讓人失望。

成熟包括具備以下品德：

1. 有很強的責任感和獨立性。
2. 多付出少索取。
3. 不以自我為中心，不爭強好勝，學會合作，有團隊精神。
4. 認識並接受社會對性的約束，將性看作幸福婚姻的一部分。
5. 認識到敵意、憤怒、仇恨、殘忍和好鬥都是軟弱的表現，溫柔、善良的人才是強者。
6. 有能力區分事實和幻想。
7. 靈活變通，面對無常命運。

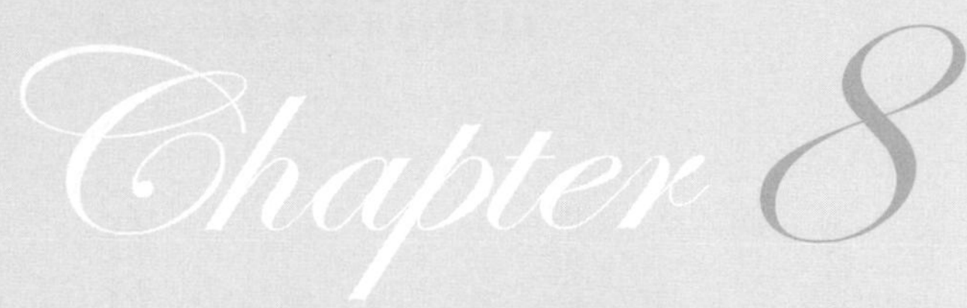

其實，做到心態平和很容易

我們每個人都會有不成熟的一面，也會有情緒壓抑的時刻。

但我們不必自責，我們是環境的犧牲品，從來沒有人教過我們如何變得成熟，如何獲得平和的心態。我們學過的東西沒有教我們如何平衡自己的心態，而能讓我們平衡心態的東西我們卻沒有機會學。

至少有一點是肯定的：我們無法讓一切從頭再來，然後再慢慢改變自己。如果我們要改變自己，就得從這一刻開始，從解決我們所面臨的問題開始，從擺脱困擾我們的不良情緒開始，沒有別的辦法。

精神壓力糾纏不休，時時讓我們疲憊不堪的時候，正是我們需要改變自己的時候。如果有人對你説：「嘿，朋友，別那麼愁眉苦臉的！」但你所面臨的麻煩事卻是堆積如山，讓人頭暈眼花。在這樣的情況下，想要獲得平和的心態，簡直是讓你在湍急洶湧的河裡學游泳！

但事實上，擺脱情緒壓抑，達到情緒平衡是很簡單的事，這個過程還能讓你身心愉悦，你甚至可以在一夜之間變得成熟起來。

實際上，你現在就可以開始了！

有意識地調整自己的心態

停下來，靜心地想一想。

假設亨利．史密斯學習了如何擁有平和的心態，他與別人會有什麼不同？答案如下：

亨利會在遇到麻煩時冷靜地思考並保持平和的心態。而同樣情況下，毫無經驗的山姆．鍾斯就會胡思亂想，產生憂懼、氣餒及各種消極情緒。

因為接受過系統學習，亨利．史密斯會不自覺地運用健康的思維方式，對不良情緒做出適當反應。如果了解了他的思維方式以及心態，不用接受任何訓練，我們也能像他一樣隨時調整心態，處理好各種麻煩——也就是說，要有意識地保持平和的心態，冷靜的思維，並隨時運用。

運用正確的方法

你要時刻關注自己的情緒，就好像你站在一個小小的瞭望台上，俯視著一切進入你思想的

東西。你必須對情緒瞭若指掌，並且在壓力產生時迅速反應。

當自己情緒壓抑時，你就要保持平和的心態，並冷靜思考。這樣，你就能夠像亨利．史密斯那樣成熟、平和。

這種行為被稱為有意識的思想控制。任何人都可以做到。比如，你坐在椅子上，專注地想你去年的假期或者今年的假期安排。你可以隨意地想任何東西。

現在，試著想想任何快樂的事情。怎麼樣？這並不是騙人的吧？

下一步我們要學習的重點，就是如果要變得成熟、平和，我們該怎樣思考，思考些什麼？第一眼看上去，這個問題好像很複雜。然而，幸運的是，心理學家和精神病學家們已經解決了這個問題──他們還用簡單易懂的術語表達了出來。

不過，不要誤會。我說的是「簡單易懂」。事實上，要調整好心態並不那麼「簡單」。很多時候你需要給自己施加壓力，促使自己努力。但是，因為這涉及到你如何成熟，涉及到你的幸福和健康，你的努力絕對值得。

那麼，讓我們開始吧。我們要怎樣調整心態？

堅持信念

你要堅持這個信念，讓它像個大大的指示牌一樣懸掛在你生活的舞台上方：

現在開始，我要一直保持冷靜的思維以及平和的心態。

牢記這一信條，一遍遍地對自己重複，你就不會忘記：現在開始，我要保持冷靜的思維和平和的心態。

生活中不論遇到什麼情況，你都要堅持這個信念。

當然，每天總會有這樣那樣的麻煩讓你氣餒失落。這時你就要對自己說：「哇，朋友，現在我們需要一點點的冷靜和平和。」

然後，你必須用一種健康的心態——一種包含著平和、勇氣、順從和決心的積極心態——來替換你不健康的心態——一種包含恐懼、憂慮、懊悔、失望及挫敗感的消極心態。

用健康情緒替代不良情緒

剛開始你可能會發現，在你調整好心態以前，你就已經陷入不良情緒中了。但只要你堅持不懈，以後你甚至可以預防自己因壓力而情緒低落。

任何時候，當你想起這個信條：現在開始，我要保持冷靜的思維和平和的心態。你就要停止那些會產生壓抑情緒的想法，然後，想一些愉快的事情。遇到麻煩時，每個人都有自己獨特的方法來振奮情緒，而且這些方法往往非常奏效。

我的一個病人就學著用吹口哨來緩解情緒，很快地，他就可以在口哨聲中讓自己重新充滿自信。另一個病人有一副好嗓子，很喜歡唱歌。她發現只要一唱歌，心情就能馬上好起來。還有一個病人學會了通過發掘自己的優點來調整情緒。此外，有人告訴我，他總是會做一些計畫去體驗新事物，當情緒低落時，他就想想這些，讓自己高興起來。

以上都是用來轉換情緒的有效方法，能幫你很好地應對那些小麻煩——麻煩雖小，加起來也夠你頭疼的了。

解決麻煩事

小麻煩其實很容易解決，只要你記得：現在開始，我要保持冷靜的思維和平和的心態。然後有意識地振奮精神。用積極的心態緩解壓力很重要。因為麻煩雖小，如果每次我們都深陷其中不能自拔的話，也足夠讓我們的情緒緊張，直到患了情緒性疾病。很多病人就是因為沒有處理好這些小麻煩而壓力重重。但在我們看來，其實事情根本不必走到那一步。

身處順境時，務必讓自己覺得快樂

如果你生活美滿，一帆風順，那麼，請務必讓自己覺得快樂。時刻保持平和積極的心態，然後盡情享受生活。生活可以很美好，只要你願意。

身處逆境時，要盡可能表現得開心平和

每個人都不可能永遠一帆風順，都會碰到大風大浪，你也不例外。假設你妻子病了，求醫無門（事實上，你根本負擔不起醫藥費），孩子們亂成一團，同時你的工廠馬上就要倒閉了，債主們又追著你不放。這樣的話，親愛的朋友，簡單地轉換情緒是沒用的。

你要做到以下幾點：

1. 盡可能表現得開心平和，用一點小小的幽默來化解尷尬氣氛，甚至自嘲都可以。

2. 不要反復想著不幸的事。別發脾氣，不要氣餒，也不要歇斯底里。首要一點，不要自怨自艾。

3. 凡事做好計畫，從每一次失敗中吸取教訓。時刻記得最大的成功，就是你能保持勇往直前、平和愉快的心態。那樣，每個人都會欽佩你。

4. 努力擁有以下幾種品質：

平和——「我要保持冷靜。」

順從——「我要冷靜地面對挫折。」

勇氣——「我還能承受更多。」

決心——「我一定會轉敗為勝。」

愉快——「我要能屈能伸，但不會被打敗。」

善意——「我要與人為善。」

兩個男人的故事

你應該了解一下這兩個人：山姆是心情壓抑的典型代表，而另一位則是情緒平和的典範。

1.山姆：憂鬱王國的國王

如果你能進入山姆的世界，將會發現這是個夢幻世界。山姆生活中唯一的缺陷就是他自身的情緒壓力。不過要提醒的是，需要對此負責的不是山姆本人，而是他那糟糕的家庭環境。

山姆從父親那裡繼承了一個不錯的農場。同時，也從父親那裡繼承了作為「成功人士」慣有的通病——愛發牢騷。我並不認為這種愛抱怨的習慣是遺傳得來的，那只是長期生活在一個人的陰影下，潛移默化形成的。

除此之外，山姆從來沒有經歷過任何磨難：沒有遭受過經濟上的損失，沒有遇過家庭變故，也從沒有受到命運的不公正待遇。然而，他的生活卻好像已經到了幾近毀滅的邊緣。

在山姆的世界裡，陽光從來沒有燦爛過：「有的人一買股票，股票就漲；有的人結婚了，妻子就像個公主。而我，怎麼做什麼事都倒楣呢！」

我曾經問過山姆的家人和鄰居，有沒有聽山姆說過愉快的、充滿希望的話，可是他們都說

從來沒有聽過。哦，對了，我差點忘了，山姆的妻子想起在他們結婚的第一年，山姆好像說過幾句好聽的話，可那是很久以前的事了，她也不是太肯定。

為了弄明白山姆的個性究竟是怎樣的，七月的某一天，我開車去了他的農場。那時，正是收割燕麥的時候。他有六十畝地的燕麥，那是你所能想像得到的最好的燕麥。我說：「山姆，你這一地的燕麥可真不錯呀。」可山姆神情黯然地回答道：「是啊，可是風會在我收割前吹倒它們的。」

事實上，山姆在風吹倒燕麥之前就收割完了。在將燕麥脫粒以後，他把麥秸焚燒了作肥料。後來我得知他的燕麥賣了個好價錢。於是，第二次碰見山姆的時候，我就問他：「山姆，那些燕麥賣得不錯吧？」

「哦，我原以為會很好，」他回答，「但是這些燕麥一定把土壤中的養分都吸收得差不多了。」

又有一年，他種的玉米獲得了大豐收，每英畝的收成有一六五蒲式耳❸。收割之前，山姆到我的辦公室來了一趟。我跟他聊了聊，看看他是不是還一如既往地愛發牢騷。我問他：「山姆，今年玉米的收成怎麼樣啊？」

山姆說：「太糟了！玉米太多了，我都不知道該怎麼收割了！」

十月的某一天，我在街上又碰見他了。十月的威斯康辛州天氣總是非常不錯，那一天也一樣。我以一種自以為很具感染力的熱情說道：「山姆，你好！天氣不錯，對吧？」

可山姆的回答卻是：「是啊，不過天氣好了，陽光太耀眼，這會讓人感覺很不舒服。」

這些都是山姆典型的表現。

2.威廉：生活中的國王

和山姆形成鮮明對比的是我的一位鄰居。他的帽子很破舊，外套也殘破不堪，但是他的笑容卻總是那麼真誠，眼神中也總閃爍著愉快的光芒。他的名字叫威廉。

同山姆一樣，威廉也從他父親那兒繼承了一大筆遺產。在一次冒險的投資中，他的家產又翻了好幾倍。威廉盡情地享受著生活，就好像全世界只有他一個人懂得享受似的。

然而，在一個經濟非常蕭條的年分，銀行家們（其中有一個特別壞）設計陷害了威廉，把他踢出了局。據可靠消息表示，其實只要這些人稍微手下留情，威廉就可以安然渡過這個難關。然而，就是那個最壞的銀行家搶走了威廉的所有財產。不過塞翁失馬，焉知非福。正因為這樣，威廉進入了公共事業部工作。

一天，我在街上碰見他和一群人正在一條溝渠裡挖掘。威廉已經六十歲了，即使他以前做過耗體力的工作，我想那也應該是很多年前的事了。

他看到我時，由衷地笑了笑，說道：「你可能會說，你看到一個誠實的人正用他的勞動賺取每一分錢呢。但其實不是這樣的。一塊錢當中只有七十九美分是我挖渠賺來的。剩下的時間，我就靠著鐵鍬，和工友們聊天。不過，這正是上級想要的——他們希望我能鼓舞大夥兒的士氣。所以，剩餘的那二十一美分不是我靠鐵鍬賺來的，而是我靠鼓舞工友們的士氣得來的。」

溝渠裡的所有工人們都笑了。自從威廉加入他們的行列以後，他們就一直很快樂，他總能讓人們快樂起來。

誰知不幸的事再度降臨了。他和他深愛的妻子兩人同時發現腹部長了惡性腫瘤。兩個人都做了手術。威廉活了下來，不久就康復了，可是他卻失去了妻子。醫療費用也花光了他們所有的積蓄。

但威廉並沒有因此變得悲觀。無論何時有人去醫院看望他，他總會給人們講些奇聞軼事，總能給人們送去鼓舞人心的問候。妻子的死一定在他的心靈上留下了巨大的創傷，不過他沒有任其無限擴大。他用自己的微笑修補了這個創傷。

後來，他又患上了咽喉瘤。為此，他又做了好幾次手術。我在辦公室見到他時，他依然有那麼多有趣的故事講給我聽，以至於我也搞不清楚他的身體狀況到底怎麼樣了。不過我知道，他的咽喉瘤竟然奇蹟般地被治好了。

現在，威廉仍然常常出現在鎮上，仍然面帶微笑，仍然對一切都充滿著興趣，仍然能讓大夥高興。

一對雙胞胎姊妹的故事

前段時間，我恰好和兩位女士在芝加哥的百貨公司選購耶誕節的用品。這兩位女士是一對雙胞胎姊妹。

姊姊的丈夫久病在床，她還有個兒子在遠東作戰。妹妹的生活則平靜如水。

姊姊深諳享受的藝術，也就是說，她知道怎麼做到情緒平和。每一天，她都能讓自己過得很充實、很快樂。

當她走進一家百貨公司，她會環顧那些充滿節日氣氛的裝飾品，由衷地感到快樂，嘴裡還不停地嚷著：「我真喜歡在耶誕節的時候逛街，所有的商店都那麼令人快樂。」

當我們停留在櫃檯前看某件商品的時候，她就會歡呼雀躍。「嘿！這裡的商品真是琳琅滿目，應有盡有。我在這裡可以買到比另一家商場所擁有的，更好的東西！」或者說：「哦，要是查理斯看到這個一定會開心得要死！這簡直太適合他了！」

我們在百貨公司的餐廳裡吃了午飯。進餐廳的時候，她說：「我一直都喜歡在這兒吃飯。這裡又寬敞又漂亮，做的菜也特別好吃。」整頓飯她都吃得津津有味，臨走時還給了服務生一筆小費。

她的妹妹卻和她截然不同。當我們走進一家百貨公司——也就是之前提到的那家——她惶恐地看了看四周：「人這麼多，太煩了，我真討厭在耶誕節的時候來購物。」

當我們走到某個櫃檯的時候，她說：「這兒的東西太多了，你都不知道該選什麼好，看得我眼睛都花了。去年我買給查理的禮物他一點兒也不喜歡，我知道他肯定也不會喜歡這個的。再看看價格吧，那麼貴，簡直就是搶劫。」

在餐廳吃飯時也一樣，沒有一件事令她感到滿意。對於服務生端上來的每一道菜她都會抱怨一番。最後她終於爆發了，只因為服務生站在她面前，使她無法進餐。她還和經理大吵大鬧，好像這件事永遠也沒個完。她毀掉了自己的午餐。

第二天，快樂的姊姊依然興高采烈，準備像往常一樣上班。而那位專橫霸道的妹妹卻病倒了，她得了週期性偏頭痛。她還憤憤不平地抱怨：「為什麼全世界就我一個人頭疼呢？唉喲，我太難受了！」

注❸：蒲式耳是一種計量穀物的容量單位。

■本章小結■

一、**練習情緒控制**

當你發現自己處於不良情緒之中時，比如擔心、焦慮、恐懼、憂慮或氣餒，那麼請你及時地制止它的蔓延。努力用平和、信心、果斷、謙讓、樂觀等健康的情緒去替代。

二、時時刻刻都要保持這種觀念：

現在開始，我要保持冷靜的思維和平和的心態。

三、身處順境時，務必讓自己覺得快樂

四、身處逆境時，要盡可能表現得開心平和

1.盡可能表現得開心平和，用一點小小的幽默來化解尷尬氣氛，甚至自嘲都可以。

2.不要反復想著不幸的事。別發脾氣，不要氣餒，也不要歇斯底里。首要一點，不要自怨自艾。

3.凡事做好計畫，從每一次失敗中吸取教訓。時刻記得最大的成功，就是你能保持勇往直前、平和愉快的心態。那樣，每個人都會欽佩你。

4.努力擁有以下幾種品質：

平和——「我要保持冷靜。」

順從——「我要冷靜地面對挫折。」

勇氣——「我還能承受更多。」

決心——「我一定會轉敗為勝。」

愉快——「我要能屈能伸，但我不會被打敗。」

善意——「我要與人為善。」

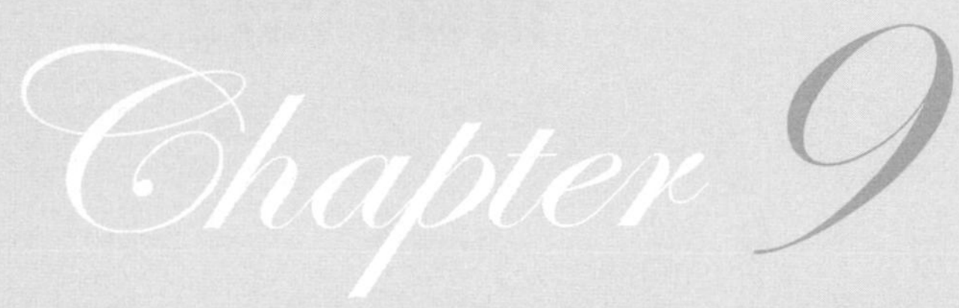

讓生活多姿多采的十二條準則

如果你能時刻保持平和的心態，就朝成熟和情緒平衡又邁進了一大步。

面對人生坎坷時，人很容易就產生精神壓力，表現得不成熟。所以，你最好在處理問題時制定一個明確成熟的行動計畫。困難當前，以下的十二條法則能幫助你緩解壓力。

一、享受單純的生活

要對身邊的小事保持一顆敏感的心。不要刻意追求不尋常——有錢人和知識份子就常常這樣，但他們往往都會失敗。

如果你能從身邊的事物中發掘快樂，生活就會變成一場奇妙無比的大冒險。

當你望著無垠的天空和朵朵白雲，陶醉其中，你看，簡單的生活也可以很快樂！門板上奇妙的木頭紋理，一盤美味的炒蛋，平常樸素的某某夫人突然穿上了高級服裝，人們對此充滿了好奇，你看，簡單的生活也可以很快樂！

要是能活得像英國賽爾伯恩[4]（Selborne）的吉爾伯特・懷特[5]（Gilbert White），或者像約翰・謬爾[6]（John Muir）、梭羅[7]（Henry David Thoreau）那樣，那該多好啊。他們長久生活在充滿聲色、氣味和風景的美妙世界裡。如果能夠像華特・惠特曼[8]（Walt Whitman）那樣生活，每一刻你都會滿懷欣喜。

我有幸認識這樣一個人，他會因為身邊的事物快樂不已。他叫英格利什。

我在上大學的時候遇到了他。那時他已經六十多歲了。他簡直就是約翰・巴勒斯[9]（John

Burroughs），約翰．謬爾和吉爾伯特．懷特的綜合體。他享受著身邊所有的事物。他的生活非常簡單，僅有的需求就是用眼看，用耳聽，用鼻聞，用手指去感受。

他從不開車旅行，因為他覺得徒步能看到更多風景。他徒步旅行一英里發現的奇蹟，會比別人坐車行一萬英里發現的還要多。他認識每棵草，每叢灌木，每棵樹，他能叫出它們的學名，也知道它們俗稱什麼。

他知道粉色的仙女鞋花長在什麼地方，也知道哪裡才能找到水楊梅。他知道印度人拿哪些植物來做食物，哪些做顏料……如此等等。他甚至知道具體的烹調方法。有少數幾個人曾有幸吃過他煮的東西。他們在河邊上烤著火，邊吃他煮的印度野菜，那真是人間美味啊。

他也認識各種昆蟲。那些小蟲子們讓他驚奇不已。通過仔細觀察，他弄清楚了幾種昆蟲的生命演化史。而這些東西之前從來沒有人發現過。他很喜歡鳥類，遠遠地就能發現並認出那些鳥兒。他認識的河谷和別人所認識的可完全不一樣。在這片天地中，他熟門熟路，經常享受著星光和晚上林間的各種蟲鳴鳥叫，很自得其樂。

他教我哪裡有野鹿，哪裡有獾，怎樣才能騙一隻狐狸，讓牠帶我們去牠的老窩，還有到哪能找到響尾蛇並抓住牠。他也了解地質學、化石和岩洞。

雖然研究這麼多東西，他可不是一個老學究，而只是一個總是笑咪咪，有趣的人，歪歪地戴著帽子，大步地走路，盡情地享受著這個世界。在這個世界裡，每一樣東西都能讓他興致勃勃。

我曾經看見他花了整整一個下午去觀察一隻跳躍的蜘蛛。當他需要錢的時候，他會去參加講座、寫文章。但他對錢的需求並不大，因為他比亨利．福特和約翰．洛克菲勒兩個人加起來還有錢！他聽到別人的不幸遭遇會笑出來，然後問他們為什麼會那麼愚蠢，給自己帶來那麼多的麻煩。對他來說，那些人和植物、鳥兒一樣有趣，於是他會帶著同樣的熱情來對待他們。

他身邊的人都打從心底愛他、尊敬他。他的妻子總是說，她每天都會多愛他一點——他們已經在一起很多年了。

當然，我們不可能成為英格利什，也不可能像他那樣生活。但是，關鍵是，我們應該培養自己對身邊的事物敏感，從中發掘快樂。能做到這樣的話，生活就會有一個很大的進步。善於欣賞身邊的事物，也意味著能簡單地生活。

現在，提醒你自己，生活就像飛翔，可以飛得很高，但前提是要腳踏實地——翱翔之後又回到陸地，回到真實的世界，這才是真正的飛翔。不要不切實際，脫離最真實的生活。

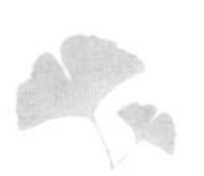

二、不要疑神疑鬼、過分敏感

世界上有這麼一類可悲的人：他們總是不可遏制地覺得自己哪裡出問題了——而且問題很大。這些人很可悲，永遠都疑神疑鬼。他們屬於一個龐大的群體——「整天有病的一群」。這個群體裡的人，每天醒來第一件事就是問自己：「我今天哪裡有病？」

這其中無病呻吟的人最需要我們的同情和幫助。他們變成這樣是因為：

1.他們的家長自己喜歡無病呻吟，就給這些可憐的孩子灌輸這樣的思想：我們的身體只是個殼，裡面充滿了痛苦和疾病。

2.他們得了情緒性疾病，醫生卻說是生理性疾病。這些醫生要不就是經驗不足，要不就是滿腦子只想著多收點錢，少花點時間。他們從不為病人著想。

3.一個很有趣的生理學現象：如果我們停下來，問自己：「我哪裡有毛病？」我們就真的可以檢查出一些毛病來。那些無病呻吟的人總喜歡這樣檢查自己，找到毛病以後就真感覺痛得不行。要把這些小毛病變成大病痛其實很簡單，你只要一直注意著那個痛的地方。很快你就會覺得那兒比原來痛了十倍。

無病呻吟的人總喜歡拿纖維組織炎大做文章。這種病其實很常見，典型症狀就是肌鞘、肌腱疼痛。纖維組織炎很少會惡化成什麼重病。儘管它由情緒波動引起，它也會因為肌肉頻繁伸縮，氣溫濕度變化而惡化。它非常常見，大部分人都有這個病。

有些人，某些部位會常年疼痛，比如我自己。那些無病呻吟的人喜歡把一點小疼痛都誇大。他們不知道自己得了什麼病，所以會胡亂猜測、憂慮不安；如果疼痛是在胸部，他們會想自己肯定得心臟病了；如果疼痛在頭皮上，他們就肯定自己得腦瘤了；如果是在腹部，他們就覺得自己患有癌症，離死期不遠了。

在空閒時，花一個小時，把你的注意力集中到喉嚨上。一個小時以後，你就會明白一個疑神疑鬼的病人怎麼會認定他的嗓子是塞住了，腫了，發炎了，有痰了，長瘡了，還是長癌了——簡單來說，就是突發性的大災難——得了醫生們聞所未聞的病。醫生努力說服他，說他的喉嚨一點毛病都沒有，但卻被他嘲笑。

現在有很多人生理上健康，情緒上卻不健康。他們一直覺得自己有病，而且認定自己治不好了。讓人遺憾的是，他們會這樣想，某些醫生有不可推卸的責任。明明患者是情緒性疾病，他們卻診斷成生理疾病。

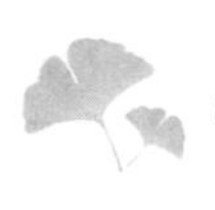

比如，一個女病人一口咬定自己肚子裡有東西。她為此已經動了三次大手術。事實上只是有一個小得不能再小的子宮肌瘤。

有一個不負責任的外科專家告訴她，問題的根本就在於肌瘤，所以只需要把肌瘤切除。但我不這麼認為，我清清楚楚地給她解釋了病因。她遲疑了一會，又回去找那個外科專家了。那個醫生給她做了手術，向她保證手術後不會再有任何問題。她也確實感覺很好。但是開開心心過了兩個月之後，她又開始覺得別的地方不舒服了。這時她想：上次切除點什麼，我的病就好了。這次肯定也一樣。

對現在的她來說，更不可能理性地看待自己的病症了。當時我又試著去說服她，但那樣的想法已經在她腦子裡根深蒂固：她堅信又有哪個器官病變，治不好了。事實上她從來不指望能治好。她簡直就是一隻甘心被宰的鴨子，等著下一個醫生再推薦她做一個手術。

但有時也不是醫生的錯。約瑟芬是一個很漂亮的女孩子，她犧牲了自己所有的時間來照顧父母。她曾經的人生夢想都不得不擱在了一邊。表面上看起來她很快樂，但實際上，她打心底厭煩這樣的生活。

她有潰瘍，所以她藉機抱怨不休。她和她父母的抱怨實在是讓人受不了，所以她的醫生只好同意給她做個手術。到今天，很多年過去了，她還是和以前一樣腹痛，這次不同的是，她沒有潰瘍。那個醫生又被迫為她做了個手術。他知道這可以把她的潰瘍治好，但是絕對除不掉她腹痛的根源——那壓抑的生活環境。

從沒有人像我們今天這樣，被漫天的健康預警淹沒。各個電台和電視台不停地向人們介紹新的病症，實際是為了推銷一些毫無作用的藥物。有些耳根子軟的人就會信以為真，然後跑去買那些名不副實的瓶瓶罐罐。報紙和雜誌總是大肆宣揚某某疾病症候群會有哪些症狀，這樣人們就很容易覺得自己確實病了，或者馬上要得病。在我們這個時代，公眾如此關注和害怕那些疾病，因而也在一定程度上引發了人們的情緒性疾病。

不良情緒會引發各種病症。不管什麼原因，只要人們不去注意這些病症，他們就不能說是得了情緒性疾病。但是當他們開始因為這些症狀而焦慮不安、自怨自艾時，他們才是真的病了。

我的一個病人是一家大公司的經理。他總是處在很大的工作壓力之下。當他著手工作時，會覺得胸悶。但是因為這個感覺不是很強烈，同時他也專注於工作，所以他向來毫不在意。

在一次體檢中，他告訴醫生他經常胸悶，然後醫生對他說，他可能有早期的冠心病。從那時開始，這個可憐的人就被徹底打倒了。他整天嘮嘮叨叨，滿腦子想著他的心臟。一開始胸悶，就憂心忡忡。他完全沒辦法工作了。於是他去全國最好的心臟病專家那做了多次的檢查。最後，他終於明白這個胸悶的感覺到底是什麼了——焦慮和困擾本身就是他工作中不可避免的。

確認自己的健康狀況，有一個方法可以確保你健康。找一個認真負責的醫生，然後每年去他那裡體檢，以保證你完全健康。做完體檢後，堅信自己是健康的。如果有任何事情讓你懷疑自己是否健康，去找同一個醫生。事實證明你的擔憂毫無根據的話，不要再繼續任何檢查。無視醫生的診斷，固執地認為自己有病，還不如相信自己是健康的。

疑神疑鬼，整天以為自己有病，會導致情緒性疾病。

三、喜歡自己的工作

如果你是個普通人，必須工作以維生，那你就要好好對待你的工作，因為不喜歡工作會給你帶來很多麻煩。

不喜歡工作的人會在工作時一直情緒惡劣。那樣他很容易患上情緒性疾病。曾經就有人向我抱怨，說他不喜歡他的工作，於是我建議他另找一份自己喜歡的工作。但是我發現往往這樣的人另找一份工作後，也不會滿意到哪裡去。根源就在於他壓根就不喜歡工作本身。

很明顯，不喜歡工作的人在工作時就會很不高興。所以，這類人會時不時地找些藉口不工作。不工作就沒有收入，那時他們會感覺更惡劣。

遊手好閒的人不會快樂。有這樣一個傳說，流傳了好幾個世紀。傳說的大意是一個懶惰鬼整天遊手好閒，他很快樂。對於那些拚死拚活工作的人來說，這樣一個快樂的懶惰鬼多讓人羨慕啊。所以，他受到了很多關注，多得有點過頭。但是，他只是個例外——絕大多數遊手好閒的人都過得很悲慘。我認識的二十五個懶惰鬼中，只有一個人無憂無慮，非常快樂。而且他精力充沛——只不過他的精力都花在了毫無建樹的地方。

除非你希望自己去世時還在坐牢，或者貧困潦倒，不然你最好說服自己去喜歡工作。對工作的厭煩會給你帶來各種麻煩。

當你還年輕，還不是太固執時，要讓你喜歡工作很容易。所以，你可以試著一直對自己說：你很喜歡工作。早上起來時，你可以對著自己大聲喊：「加油，工作！來吧，工作！」這樣做，你會非常快樂。反之，可就不那麼愉快嘍。

高中生或大學生常常會苦惱以後要選擇什麼樣的工作，或者什麼樣的工作適合自己。其實做什麼樣的選擇並不是那麼重要。每個人都可以同時適合好幾種工作。有些人甚至能在任何工作上都成功。關鍵就在於那個人想要工作。帶著這種心態，他可以成為一位好醫生，一個優秀的水管工人，或者一位好老師。而如果相反，不管什麼工作他都肯定做不好。

一個人如果喜歡工作，享受工作帶來的成就感，並在為社會做出一點貢獻時感到高興，那他總能在工作時給自己，也給老闆帶來快樂。

喜歡工作的人，即使工作量超負荷，也很少會得情緒性疾病。他根本沒有時間「思考」。這裡的「思考」是指反復想自己有哪些麻煩事。這本書的前面我提到過，在我的家鄉，那些農婦們從來不會得情緒性疾病。她們要照顧很多個孩子，要看家，同時還要做農活。所以她們根本沒有時間「思考」或生病。就像一個整天無所事事的病人所說：「我一直都沒事，直到我開始思考。」

工作就是治病良藥。喜歡工作能很好地預防情緒性疾病。

四、良好的興趣嗜好

除了工作以外，一個有創造性的興趣嗜好絕對會讓你生活得很快樂。人的兩大基本需求就是對新體驗的需求和對創造的需求。一個良好的嗜好能同時滿足這兩種需求。

如果沒有興趣嗜好，我們的空閒時間會變得空洞無趣，也就很容易讓我們去想自己的麻煩事。

興趣嗜好可以有無數種，我就不一一列舉了。總的來說，我覺得創造性嗜好要比收集性嗜好更讓人滿足。但是收集性的嗜好也不壞。

我記得有一個病人，是一位七十多歲的老太太。前半生的四十多年間，她總喋喋不休地講著她的腹痛有多難受。她可以幾個小時滔滔不絕，講她怎麼去尋訪那些全國最好的醫生；哪個人做了什麼，哪個人講了什麼，哪個人又試了什麼；然後她的腹痛還是治不好，甚至繼續惡化。

每一次講述她都會添油加醋，好讓故事聽起來有點不一樣。但即使這樣，她的家人還是覺得越聽越老套，沒意思。為了不聽那些倒胃口的故事，他們甚至故意避開她。這樣，老太太的長篇大論裡又多了一項內容——家人疏遠她。

終於有一次，在她重複那個老掉牙的故事時，我插進了話：「妳為什麼不給自己找一個嗜好？」

那時她沒有回答我——又繼續她的論調，講她的悲慘遭遇。但是，讓我驚訝的是，兩個禮拜以後她打電話給我說：「我有了一個嗜好。」

「很好，」我說：「是什麼嗜好呢？」

「蒐集鈕扣。」她說。

從那時開始，我看著她慢慢蒐集各種各樣的扣子。我自己都躍躍欲試了。這個嗜好給這位原先病怏怏的女士帶來了快樂。事實上，它讓她變得可愛起來了。

那之後，她經常出去蒐集鈕扣——往往要花上好幾天。一找到扣子，她就把它們分門別類，黏到卡片上，再掛到臥室的牆上。現在，每當有人來拜訪她，她發現自己更想談論那些鈕扣，而不是自己的腸道疾病。老太太的家人也都回來了，也對她的扣子興致勃勃。

有一天，這位老太太到麥迪森市去找威斯康辛州的州長。我記得那個時候的州長還是高德蘭先生。他當時八十四歲，而她七十四歲。當她見到州長時，她說：「州長先生，我到這裡來，是想向您要您衣服上的鈕扣，好加到我的收藏中去。」

「我很願意給妳一個，」州長回答說，「但我沒有什麼東西來剪我的扣子。」

老太太一早就料到了這個情況，於是從手提袋裡拿出一把剪刀，遞給了州長。那位讓人尊敬的老先生最後把他襯衫和外套上的鈕扣全剪了下來。

他把鈕扣遞給了老太太，說道：「女士。我還想再多給妳一點，但恐怕我要回家去拿了。」

五、學會滿足

如果你被人忽視、被人欺騙，或是你對什麼事力不從心，那麼，你有理由抱怨。但是如果一切已無法改變，生氣鬱悶顯然沒有一點好處。

比如，有這樣的一個人，他整天因為這樣那樣的事心煩氣躁，連天氣不好都要抱怨一下。因為他整天只懂抱怨，他感覺就像活在地獄。悲劇就在於，這些根本就沒有必要。

你還記得在耶誕節和我一起去購物的那對雙胞胎姊妹嗎？她們其中一個很容易滿足，看到

什麼東西都喜歡。而另一個，卻事事都要雞蛋裡挑骨頭。

一個家庭中，如果父母總喜歡爭執不休，那他們的孩子也會不知不覺養成事事抱怨的習慣。

還有一些人是因為別的原因才養成這種習慣。亞伯特是一個笨拙「奇怪」的小男孩。別的孩子總是喜歡讓他來當替罪羊。慢慢地亞伯特就開始懷疑、討厭周圍所有的人。他不喜歡別人喜歡的東西。時至今日，他對任何人、任何事都很厭惡，除了他自己——他做什麼事都會不自覺地自我保護。

另外有少數人，因為曾經遭遇不幸而習慣抱怨。他們天性軟弱，所以戰勝不了自己的不滿情緒。這種情況多發生在嫁錯老公，或娶錯老婆的人身上。他們的生活就像檸檬一樣的酸苦。

被綁在這樣失敗的婚姻上，有些人卻沒因此氣得發瘋，真不能不讓人讚嘆啊。亨利曾經告訴我秘訣在哪兒。亨利說的肯定有道理，因為他自己就有一段失敗得不能再失敗的婚姻。「嗯，秘訣就在於此，」亨利說，「要培養自己去欣賞『檸檬』的味道。」

如果我有錢能給什麼人樹一座雕像的話，我肯定會選亨利。在三十三年的痛苦歲月中，他被生活無情地打擊。但是，他卻一直保持平和的心態，帶著一顆善良的心，給予人們溫暖友善的笑容。我覺得以前的那些聖人們連他的一半都不及。這個世界上還有很多像亨利那樣的人，他們就像花兒開在某個角落，在荒涼的地方美麗綻放，卻沒有人欣賞。我希望有一天我能有足夠的錢來建一座雕像，或者一群雕像來讚揚他們。

1.喜歡抱怨的典型例子

我的一個年輕女病人因為情緒性疾病不得不住院治療。她的生活一團糟，根本問題就在於她對自己生活中所有的東西都不滿意。她畢業於東部一所非常優秀的學校，畢業後做了秘書，擁有一個人人豔羨的工作。後來，二戰爆發了，也因為這樣，她結識了一位年輕英俊的軍官——那位軍官那時常常出入她的辦公室。

他們倆結婚了，到二戰結束時已經有了兩個孩子。對所有人來說，噩夢結束了，除了她。她生活在一輛貨櫃車裡，在那裡養育著她的孩子。很快她又有了第三個孩子。

我第一次接到電話去見她時，她躺在床上，那位軍官站在車的另一頭，痛苦地緊握著雙手。她含糊不清地對我說話，說的那些事讓她的丈夫痛苦得手都捏白了。她說她不喜歡做家務——一點都不喜歡，而且她不喜歡生活在貨櫃車裡，或者在貨櫃車裡做家務，在貨櫃車裡養孩子太噁心了，而且（這點她沒有明說，但是暗示了）她不確定她是不是喜歡貨櫃車裡的丈

夫——還有，她很希望自己那個時候沒有嫁人，而是繼續做她的工作。

藉口幾次談話，我了解到，她的反胃和頭痛一直治不好，所以，她總喜歡抱怨。她接受意見去住院僅僅是因為這可以讓她逃離那輛貨櫃車。我沒有給她看病，而是命令她（我們那時已經很熟了）去圖書館取四本《波麗安娜》系列的書。

現在很多人肯定會覺得這些書很愚蠢。但是他們這樣說，往往都是因為他們像亞伯特一樣厭惡一切。他們根本不了解這些書。不管怎麼樣，這位年輕的女士看了這些書。我什麼都沒有說，可她開始喜歡醫院了。

有一天早上，她主動要求我給她診斷。我就知道她已經好得差不多了。她說：「我一直在思考，或者說試著去思考。天哪，我多蠢啊。我居然不滿要做家務，不滿要在貨櫃車裡養育孩子，不滿我的丈夫，只因為他不能提供給我更好的條件；我還不滿我不再擁有好工作。

「好吧，醫生，我一直在想——我真是個蠢人。我改變不了這一切，至少現在還不行。你和波麗安娜贏了；我究竟為什麼要這麼悲觀呢？其實在貨櫃車裡做家務更容易。如果賈德和我不喜歡窗外的風景，我們還可以把貨櫃車開到別的地方去，找一個更好的風景。

「至於在貨櫃車裡養育孩子，孩子們住在貨櫃車裡，就隨時可以到廣闊的野外活動。這些在《第三十三街》可找不到。我要開始為未來打算，好好努力，這樣以後我和賈德就能擁有我們都夢寐以求的小房子。還有——上帝保佑——我不會拿這一切去和別人換任何東西，即使是世界上最好的工作。」

你看，她有了這麼一個想法，一個簡單的想法，那就是整天抱怨還不如學會滿足。她讀了所有的《波麗安娜》系列的書。她很快就對生活充滿了滿足感。她慢慢琢磨著怎麼調節情緒，並樂此不疲。其實很早的時候，她的「病」就已經完全好了。

就像我說的，她很善於調節自己的情緒。很快她就在自己的小家庭裡找到了很多快樂。最後，那對夫妻搬進了夢寐以求的房子。我很喜歡去他們家拜訪，看著一個家庭是如此的快樂幸福——在他們知道了學會滿足有多重要之後。

2.要感覺好並不難

關於滿足和不滿足的問題，有兩點要記住：

首先，在日常生活中，學會滿足要比事事抱怨容易得多，也讓人快樂得多。唯一需要的就是你想要覺得滿足。聰明人會懂得這個道理：如果你想變得失落，生活中就會有一個接著一個的挫折出現，但如果你想要讓自己滿意，生活中也就會出現一個接著一個的快樂。麻煩都是你找出來的。

3.不要強求你得不到的東西

其次，另外一個防止不滿情緒的竅門就是少點欲望，不要又想要這個，又想要那個。當然，這個就回到了我們第一條法則講的——享受單純的生活。

我認識一個收入不高，卻有一大家子要養的男人。他總是因為渴望一些他買不起的東西而痛苦不已。剛開始，他想要一個很貴的相機。憑著這個強烈的欲望，他拚命工作，終於買了那個相機。但當他有了相機以後，他又渴望要一個電動鋸子。在買到那個鋸子之前，他滿腦子想的都是這個。然後，他又必須要買一個鑽床。這樣的情況一直繼續下去。他總是對自己擁有的東西不滿意，然後，想要得更多。同時，他的家庭也因為這個原因，買不起生活必需品。

其實對這個男人來說，追求一些買得起的東西會更快樂。他所受的教育有點缺陷：沒有人告訴他其實不花錢也能得到快樂。只要別人稍稍指點，他就可以從身邊的事物中發現美。如果他肯花一點小錢買本書讀讀，就能發現一次小小的閱讀比滿屋子小玩意更有意義。

學會滿足可以使我們工作更有效率，狀態更好，同時生活更愉快。

六、喜歡別人

當今世界，放眼望去，捷運站人潮洶湧，高速公路上車水馬龍。討厭人群並試圖遠離人群很不現實。

1.厭惡人群的人

這些人討厭所有的人，討厭他們從沒見過的總統，也討厭他們天天見到的隔壁鄰居。他們從不誇獎別人，有的只是貶低和嫌惡。不成熟的心態讓他們自我隔絕。但是事實上，他們必須生活在充滿人的世界裡。他們和外界接觸的程度，取決於他們能從中得到多少好處。

我有一個病人升職了，主管一個六千人規模的製造工廠。後來他病了。在開始的時候，他會突發性地顫抖，四肢無力，頭暈嘔吐。他和一個助理共用一個辦公室，每次他走進那裡就會有這些症狀。發展到後來，他在家只要一想起辦公室，就會頭暈嘔吐。他的體重也隨之下降。因為這樣，他和妻子都覺得他肯定是得了癌症，而且時日不多了。

其實，病症的根源就在於他不喜歡那個助理。他說：「第一次見到他的時候，我就很討厭他。我不喜歡他的髮型，不喜歡他吹口哨的樣子。我也不喜歡他每次說話都以『聽著！』開

始，然後以『你不知道嗎？』結束。」

進一步詢問以後，我發現他根本不喜歡任何人。他不喜歡他的父親，不喜歡他的母親，也不喜歡他的兄弟姊妹。他根本不在乎他的妻子。一句話，他誰都不喜歡。

後來，他試著去發掘那個同事的優點，還帶那個同事一起去喝啤酒，竟然就慢慢康復了。

很多人的抱怨都是出於他們對別人的厭惡。我曾經讓一個病人把他討厭的人列成單子，因為他看起來真的有很多抱怨。結果他把紙的兩面都填滿了。

在單子的最上面他列的是：嚼口香糖的人。「我受不了別人嚼口香糖，」他說，「那讓我恨得牙癢癢。」他單子上的第二項是：我老婆坐搖椅。「每次她搖的時候，我真恨不得跳起來，朝她大吼一通。」他還列了：我的女兒彈鋼琴。諸如此類。你可以想像因為這些抱怨，他的家庭生活有多可悲。

2.厭惡別人實質上是幼稚

這種厭惡實際上就是小孩子典型的以自我為中心的心理。這些可悲的人總喜歡躲在自己的殼裡。他們從不交朋友，或者剛開始交朋友就放棄了。對於這，他們總認為問題出在別人身上，而不是自己身上——他們覺得那些人根本就不懂怎麼交朋友。被孤立後，他們就開始自怨自艾，覺得自己受到了不公正待遇。慢慢地憂鬱症和深切的自卑感就出現了。憂鬱、自卑，再加上對別人的厭惡讓他們過得很可憐。

喜歡人們，並積極地與別人分享經歷是快樂生活的源頭。只有與別人分享快樂——與同事、鄰居、家人分享快樂，我們才能真正快樂。根本沒有所謂的「個體」存在於這個社會中，因為我們任何一個人都是「集體中的個體」。如果我們國家裡所有人，都從今天開始將自己與外界隔絕獨自生活，一年以後，估計就只剩幾百個人活著了。

有意識地融入人群，並把自己看成是集體的一部分，這是成熟的重要表現。

七、多去談論美好事物

有這樣一些人，他們要不整天默不作聲，要不就只會說煞風景的話，弄得氣氛尷尬。說多了，還會把別人一整天的好心情都毀掉。這些人往往不是窮人，就是顯貴：窮人覺得自己應該抱怨，所以他們抱怨；顯貴們覺得自己說的話應該襯托自己的地位，所以他們抱怨稅務，抱怨黨派之爭；他們總喜歡痛斥下屬。

其實人生中，適當的幽默比諷刺、挖苦要有益得多。我認識幾個經理，他們平常承受著巨大的壓力，卻仍可以像街上蹦蹦跳跳的小孩一樣快樂。他們就好像一群相處融洽的小男孩，平和樂觀，從不動粗。

另一方面，多數的企業大亨們卻完全不一樣。他們整天暴跳如雷，對每個人大發雷霆——一句話，他們讓人厭惡。你不必嫉妒這些大亨，親愛的讀者，他們是只懂得張牙舞爪的蠢人。雖然爬上了高位，他們仍和以前一樣可悲。唯一的不同是，在現在的位置上，還要時刻頭痛該怎麼對付敵人。他們朝別人大吼大叫，只是讓自己變成了惹人厭的混蛋。

1. 要保持心情愉快

習慣以好心情作為每一天的開始。你可以在早上醒來時看著你的丈夫或者妻子，然後（雖然有點誇張）說：「早上好，親愛的。你今天看起來真不錯。」

你還可以走到窗邊，望向窗外，然後，用美妙的中音或高音唱道：「啊，多麼美妙的早晨啊。」——盡量讓你的聲音能傳到街的另一頭。如果那天下雨的話，你就充滿熱情地說：「啊，多好的雨啊。肯定能滋潤大地。」

這聽起來有點蠢，但毫無疑問很值得。讓你擺脫不良情緒最簡單的方法就是說一些愉快的話，或講幾個有趣的故事。你越懂得開玩笑，你就越不容易得情緒性疾病。順便說一下，幽默也會讓你很受歡迎。沒有人會喜歡悲觀主義者，大家都喜歡身邊有一個幽默的人。

2. 讓你的家人覺得快樂

一家團聚時要注意：要多愉快地交談。不要因為任何原因在家庭聚餐時抱怨不停。更重要的是，不要讓自己的低落情緒感染別人，弄得他們什麼話都不想說了。家庭中的愁雲慘霧往往會導致日後更加不幸的生活。

一個人要有起碼的幽默感。這其中包含了形形色色的幽默。只要用心，每個人都能培養出幽默感。

我們鎮上有位牧師很木訥，完全沒有幽默感。在別人談話時，他也總插不上話。他靠下面的方法慢慢改變了情況：每天他都讀一個好故事，並記下來，第二天他就把故事講給別人聽。聽他故事的人也常常會給他講一個故事作為回報。如此循環往復，他積累了很多故事。再後來，他隨時隨地都能講出好故事，因此他在整個地區出了名。人們一看到他走過來就很高興。

八、面對不幸，轉敗為勝

很多人都因為遭遇不幸而患上情緒性疾病。他們在一瞬間失去了一切，所以失望、低落，充滿挫敗感。他們屈服於不幸，根本原因就是他們自私自利、不成熟。即使他們周圍的人去世了，他們也只是忙著計較——計較著這個人去世讓他們丟了什麼好處。

曾經有一個自私自利的可憐女人，丈夫去世以後就整天歇斯底里，情況嚴重到她兒子都必須放棄學業來陪她。「不然的話，我就要一個人待在這兒了！我不能一個人待著！必須要有個人陪著我呀！」如此云云。她根本沒有真正想過她丈夫，也沒有想到這會毀了兒子的生活，她想到的只是自己。

你還記得威廉嗎？——那個勇敢生活的人。他的妻子因為腸道惡性腫瘤去世了。他自己也是手術後大病初癒。從來沒有一對夫妻像威廉夫婦那麼恩愛，也沒有人像他們那樣相濡以沫。

他接受了妻子去世的事實。沉默了幾分鐘以後，他開始充滿感激地談論一些小事，談論著他的妻子是一個多麼不平凡的人。在那以後，他再也沒有提及妻子或者她的死，也從不哀嘆自己將要一個人孤獨生活。當他出院回到家時，他已是獨身一人，但他什麼也沒有說，沒有說自己的生活將如何改變，也沒有說那個曾經稱為「家」的地方再不會有他的妻子。

我去拜訪他時，他還像從前一樣，快樂地沉浸在讓他著迷的野外世界中。至於他的生活有多大的改變，或者有多空虛，他從沒提及。很快他又開始出門，愉快地和老朋友們聊天（每個人都是他的朋友）。

幾年後我在辦公室附近的街上遇到了他。「哦，醫生，你好，」他說，「你好像急著要出去。」

「不，」我回答說，「我不急，習慣而已。我正要去看一個女病人，真不想見這種病人——她的丈夫四個月前去世了，那以後她一直悶悶不樂臥床不起。」然後，我又感嘆說，現在很少有人能像他這樣勇於面對不幸。

「這其實並不難，」他說，「如果你一直腳踏實地，當你不能改變什麼事時，你最好接受它，然後，想想你怎樣才能活得最好。當一個男人失去了妻子，或女人失去了丈夫時，到底在傷心什麼？其實只是為他（她）自己而難過吧？很多人對這種說法議論紛紛。不過我看你現在那麼忙，肯定沒空聽我說這些。我以後再跟你說吧。」他笑了笑，就走了。

九、針對問題做正確的決定

在生活中，你不可能總是對的，或者總是做出對自己最有利的決定。但是，總的來說，遵循以下法則，你就可以少犯點錯，或至少不犯重大錯誤。

總對自己的小失誤耿耿於懷，還不如允許自己犯一些錯誤。對小錯不能釋懷只會讓你焦慮煩躁，進而得情緒性疾病。

你做過那麼多的決定，但其中只有很小的一部分經過深入的調查和思考。許多決定也都是關於雞毛蒜皮的事，比如是要買粉色花系列的盤子，還是買鑲金邊系列的。這些決定都微不足道，所以你不管怎麼選擇都不算錯。

你做決定時要冷靜，要從實際情況出發。決定好你要怎麼解決這個問題，然後不要再多想。

我的一個病人有嚴重的週期性纖維組織炎。有時候病發得太厲害的話，她就不得不在床上躺好幾個星期。什麼治療方法都沒用。她是一個很有主見的人，所以我覺得如果我告訴她，她的病是源於一系列不良情緒的話，她肯定會生氣。然而，在觀察了她一段時間後，我確信她的病就是因為生活中的一些困擾。

讓我放心的是，當我正愁著怎樣才能讓她注意到這些情況時，她主動提出了自己的猜測：「醫生，我知道是什麼讓我發病的了。你可能會不同意我的看法，但我覺得這即使不是我的病因，至少也和我的病有關係。我的看法可能是錯的，但我發現每次我丈夫陷入困境時，我的病就會發作。」

「妳說的完全正確，」我肯定了她的說法，「我正準備要向妳說這些。」

「這樣的話，醫生，」這個可憐的女人問道，「那我該怎麼辦呢？」

「當然，妳應該幫助妳的丈夫，也從他那尋求幫助。另一方面，他陷入了困境肯定不會那麼快就走出來。所以，每次當他情況糟糕時，妳就要想好妳要做些什麼。然後，別再去多想。過去，即使妳知道了問題的解決方法，妳還是會在腦子裡一遍一遍地想著這件事，這就是病症的根源。」

剛開始她覺得有些艱難。但是慢慢地，她發現要做到這些越來越簡單。終於，面對重大問題時，她不再害怕，也能作出正確的決定。她也不再有生理病痛，當然更不會有嚴重的炎症了。

生活中，我們有時會面對一些根本無法解決的問題（這些問題往往很棘手，也很重大）。要處理這樣的問題關鍵就是告訴我們自己：這個問題根本沒有解決方法，所以不要再多想。

有這樣一位K女士。因為丈夫酗酒，天天喝得爛醉，她帶著孩子過得很痛苦。她用盡了所有方法想讓丈夫戒酒。但是，那些方法都只能產生短期的效果。她不願意離婚，所以，整個家庭一直都被愁雲籠罩。

然後，有一天，她做了一個重要的決定。

她對自己說：「我不能再奢望他會戒酒了。從現在開始，我不會再為這件事折磨我自己。當然，我會好好照顧他，但是，我不會再為他擔心。以後的日子我要努力讓自己和孩子都過得開心。」

面對這個問題，她及時調整了自己的心態。她承認了丈夫的問題是沒有辦法解決的，所以，再為這件事擔心煩惱也沒有用。

她的調整和努力創造了奇蹟。她變成了一個全新的人。孩子們也不再愁容滿面，而變得自信快樂。

十、抓住現在

改掉壞的情緒習慣不會、也不需要很複雜。把它想得簡單點，濃縮成一句話就是：從現在開始，保持平和的心態和冷靜的思維。

我們必須每一刻都盡量過得開心。

有些人總是活在期望中，把希望寄託於未來，完全忘記了要過好現在的每一刻。

一個男生在高中時期待大學生活，在大學裡，他又渴望著成為工程師，當他成了工程師以後，他又覺得和瑪麗結婚，擁有一個家才會快樂，然後，他就這樣一直繼續期待著……

終於有一天，突然之間，更多的期望也不再讓人快樂。這時，人就會開始改變想法，顯得衰老，毫無鬥志。也就是在這一刻，人們不再幻想未來，而開始懷念過去的美好時光，而那一切早已過去。

為未來打算，但不要沉溺其中。我們都要為將來做打算，但是，不能沉溺在對未來的幻想中。除了必須的計畫以外，持續不停地幻想只會帶來焦慮、恐懼和憂鬱。

愚蠢的人會整天擔心將來愛情、事業、健康、孩子，甚至死後會怎樣。但其實，擔心未來

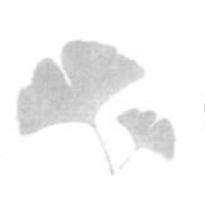

並不能改變什麼。大部分時候，我們只是在為一些沒發生的事浪費時間而已。

要有一個光明的未來，就必須抓住現在這一刻。然後，積極地工作、思考，並幫助別人——就是現在。如果你懂得怎樣珍惜現在這一刻，你的未來會更美好。

十一、做好計畫，體驗新事物

人的基本心理需求之一就是對新體驗的需求。沒有新的體驗，生活就會很乏味單調，像例行公事。

總是期望著新的體驗，會讓你的生活充滿活力。所以，你應該多做一些這樣的計畫。這可以是一天的出遊，可以是星期天花半天做某件事，或僅僅是在你的帽子上插一根新羽毛。除了某些特殊情況以外，你的計畫不必很詳盡。因為重點是，那些是你一直期待的新體驗。

新的體驗會讓你身心愉悅，計畫也一樣。我常提到的那個巴尼．奧茲，他在生活中遭遇了一個又一個災難，卻仍然保持著平和積極的心態。最後他病了，在床上躺了三個月。又後來，病情復發，他又躺了整整一年，但他從沒抱怨過。

我曾經對他說：「巴尼，總躺在床上不煩嗎？」

巴尼笑了，很真誠地說：「不煩。我胃口很好，而且每天我都抽一支很好的雪茄，這樣的生活很美好啊。」

被限制在床上的巴尼，比那些度假的人更會享受生活。他喜歡計畫著去世界各地旅行，去西藏，去大溪地、塔斯馬尼亞等等。他會寫信給旅行社索取各種旅遊資訊。他也會向圖書館借一些旅遊類圖書。在每次「旅行」的最後，他都對那些地方瞭若指掌，就好像真的去過一樣。

有一家旅行社怕失去巴尼這個客戶，還特地派了一位代表去看望他。在那以後，那家旅行社經常給巴尼寄去各種門票影本，來幫助他完成他的「旅行」。巴尼也因此更加自得其樂。

十二、不要輕易動怒

日常生活中，只要你願意，總會有這樣那樣的麻煩能讓你動怒。但一般情況下，沒有什麼事是非得讓你生氣的。

當你忍不住要發火時，試試用食指和拇指做一個「魔力圈」的手勢，放在自己面前，然後

說：「胡說，我才不會因為這種事生氣。」忍不住要生氣時多用用這個手勢，很快你就能愉快地面對那些討厭的事了。

學習能力是快樂的根源

掌握這十二條法則以後，你會朝著情緒平衡和成熟又邁進一步。你會發現自己在各方面都很有效率；你也會開始這樣對自己說：「朋友，我感覺好極了！」然後，生活就會變得充滿樂趣。

作為人類，我們很幸運，因為我們有學習的能力。行醫過程中，我就看見成百上千的人通過學習，擺脫了情緒壓力，擁有了平和的心態。如果人們連學習的能力都沒有的話，很久以前我就不做醫生去做別的了，因為醫生很重要的一個工作就是治療情緒性疾病。

注❹：村莊名，位於英國倫敦西南邊的漢普郡。

注❺：吉爾伯特．懷特（1720 ~ 1793）：英國十八世紀著名博學家、作家。著作有《賽爾伯恩的自然史》（The Natural History of Selborne）等。

注❻：約翰．謬爾（1838～1914）：著名發明家、生物學家、探險家、自然人文學家。生於蘇格蘭鄧巴，一八四九年舉家還往美國威斯康辛州波蒂奇。著作有《加利福尼亞的群山》、《阿拉斯加之旅》等。

注❼：亨利．大衛．梭羅（1817～1862）：美國作家、哲學家。著作有《論公民的不服從權利》，散文集《湖濱散記》（Walden）等。

注❽：華特．惠特曼（1819～1892）：美國著名詩人、人文主義者。代表作有《草葉集》（Leaves of Grass）等。

注❾：約翰．巴勒斯（1837～1921）：生於美國紐約州羅克斯貝里，被譽為「美國自然主義文學之父」。主要作品有《醒來的森林》、《鳥與詩人》、《冬天的日出》等。

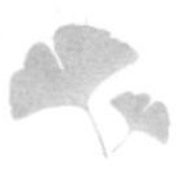

■本章小結■

讓生活多姿多采的十二條準則是：

1. 享受單純的生活。
2. 不要疑神疑鬼、過分敏感。
3. 喜歡自己的工作。
4. 擁有良好的興趣愛好。
5. 學會滿足。
6. 喜歡別人。
7. 習慣談論美好的事物。
8. 面對不幸，轉敗為勝。
9. 針對問題做正確的決定。
10. 抓住現在。

11.做好計畫，體驗新事物。

12.不要輕易動怒。

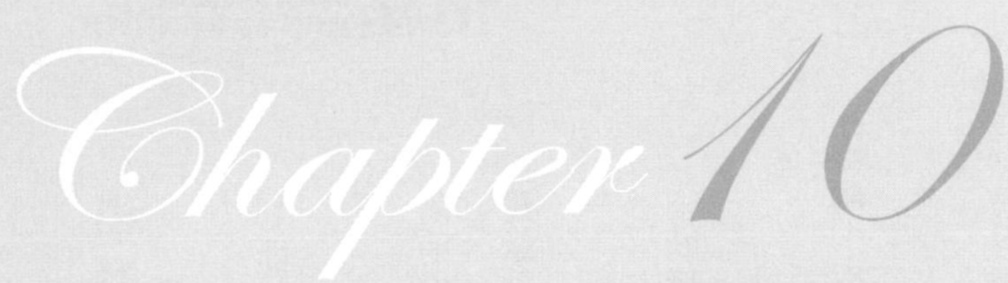

不良家庭氛圍是引發情緒病的關鍵因素

家庭是影響大多數人的首要教育因素。人生的很大一部分在家裡渡過，家庭對我們早期的思想影響巨大。所以，在眾多因素中，家庭對我們個性的塑造和能力的形成起著最為關鍵的作用。

家庭對每個人來說如此重要，然而，我們卻遺憾地發現，很多家庭沒有把握機會好好教育子女。

根據我的行醫經驗，目前，不良家庭氛圍是引發我們情緒性疾病的最關鍵因素。許多人不僅在父母身邊時就染上情緒性疾病，而且結婚生子、成為一家之主後，仍受各種情緒性疾病困擾。情緒性疾病已經成為當今社會的流行病，而不良家庭氛圍則是造成這一現狀的罪魁禍首。

但是，事實上，只要給予正確引導，這種狀況可以得到改善，以往失職的家庭也能夠發揮應有的作用教育好子女。

首先，我們來看看哪些家庭氛圍會導致不成熟和情緒壓力。

引發情緒壓力的家庭氛圍

1. 扼殺快樂型家庭氛圍

容易引起不良情緒的常見家庭氛圍之一，就是扼殺快樂型。這樣的家庭裡，總是瀰漫著低落消極的情緒。「唉，去野餐有什麼意思呢？說不定半路會下雨；就算不下雨，到處是螞蟻，螞蟻就能把食物給吃光了。」歡樂就像一個脆弱的花苞，還沒開就被捏碎了。

有個叫貝蒂的女孩就來自於這樣一個家庭——一個整天烏雲密布的家庭。貝蒂整個人看起來既無光澤又無生氣，家人也是這樣。在這樣的家庭長大，她的性格當然不會討人喜歡。

她總是被老師同學忽略掉；這並不是因為他們不喜歡貝蒂，而是因為她為人過於被動消極，很難引起大家的注意。她也從沒去過同學家玩，因為走到哪，沮喪抑鬱也跟到哪，讓她很難融入團體。貝蒂的母親也從不邀請其他孩子到家中玩，因為母親總是心情陰鬱，根本不懂什麼叫快樂。如此一來，就像母親一樣，貝蒂也形成了消極沮喪的生活態度。

十三歲時，貝蒂被確診得了憂鬱症。情緒上的壓力造成各種生理上的病症，於是她開始擔心自己的健康，而對健康的擔憂又成了她憂鬱症的最大病因。每天早上醒來，她腦中的第一個

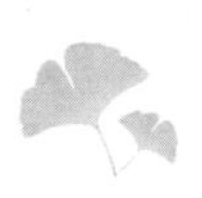

念頭就是：我的病怎麼樣了？

十三歲以後，貝蒂就沒離開過藥物。母親的消極態度更讓貝蒂的病情嚴重惡化。到了四十歲的時候，她共動過四次手術，包括一次子宮切除手術。

貝蒂的父親也老是愁眉不展，是個徹底的悲觀主義者。他沉默寡言且毫無幽默感。形成這種性格也是由於他成長的家庭環境。這樣的家庭血統或許都可以追溯到新石器時代。他就是你在第八章中讀到的那個山姆，他妻子說他只在結婚頭一年裡說過些甜言蜜語，可那是很久以前的事了，她也不是太肯定。

2.批評式的家庭氛圍

另一種能滋生出不良情緒的家庭氛圍是批評式氛圍。這樣的家庭裡，彼此間充滿敵意，動不動就批評別人。通常是父親先挑起的，然後，人人開始相互攻擊。如此惡性循環，永無止境。在這類的家庭中，我們經常聽到這樣的爭論：「我絕對沒有發脾氣。你才在發脾氣呢。」事實上，家裡每個人脾氣都很差，總是動不動就發火。

很不幸，芭芭拉就是出生於這樣一個家庭。長大以後，不可避免地，不良家庭氛圍嚴重影響她性格的發展。在學校，她對老師和對同學總是帶著批評的態度，因此她總是惹上一堆麻煩。而在家中，她則忙於應戰，在這個「戰場」上，家中所有其他成員都聯合起來針對她。十歲時，芭芭拉就得了情緒性疾病。

另外，在有些家庭中，批評性的氛圍是以冷戰的形式存在的，而不是公然的脣槍舌劍。這樣的家庭裡，批評在本質上是一種尖銳、挖苦的冷嘲熱諷，卻還故意裝得輕鬆愉快。克里夫非常精於此道。有天晚上他和妻子貝蒂招待客人，克里夫會在橋牌桌上一直挖苦嘲諷貝蒂：「最好別讓貝蒂記錄得分，不然我們永遠搞不清自己得了多少分。」影射貝蒂在持家方面毫無建樹。又或者，他會侃侃而談：「在我們家，除非到真的吃飯時候，不然永遠不知道什麼時候或會在哪裡吃飯。」

這類話一說就是好幾年，對貝蒂造成很大的傷害。隨著時間的流逝，因為患上了情緒性疾病，貝蒂大多數時候都是病懨懨的，而罪魁禍首克里夫只能自食其果，支付全部醫藥費。

有時候，在一個本來很正常的家庭裡，外界的批評也會造成情緒性疾病。簡是個好女孩，和一個叫喬治的男孩結了婚，男孩條件也不錯，而且很愛簡，總是很體貼地照顧她。簡一直以來都很幸福。直到她生了第一胎，從醫院回來後，她的生活就變了。喬治找了個專業的看護來幫助簡照料家務並照看寶寶，而問題就出在這個看護身上。

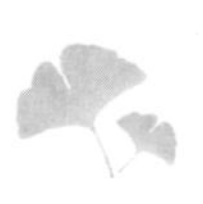

這位看護資格很老，很多事情上懂的東西都比簡多，有些方面懂得甚至比醫生還多。她直接地批評簡照料孩子的方式不對，對每件事都要指手劃腳，甚至對小兒科醫生開的處方都有意見。她會說：「我覺得寶寶不太對勁，他肯定是病了或者什麼的，正常的嬰兒不是這樣的。」於是，簡就會推著嬰兒車跑到小兒科醫生那，而醫生則會一再向她保證寶寶非常健康。回到家裡，多舌看護又會說：「唉，其實妳知道，醫生不會總是跟妳說實話的。」

隨著這類事件不斷發生，簡自己也搞不懂什麼原因，自己感覺越來越糟糕。起初，喬治和醫生也都不知道是怎麼回事，後來他們就明白了。簡是個有能力的女孩，既聰明又活潑。照顧寶寶對她來說是很重要。但即使一個母親再聰明，這也是一個重大的挑戰。而那個古板的多嘴看護徹底讓她喪失了自信，於是，簡陷入了深深的憂慮和焦躁狀態。當喬治和醫生發現了問題所在，解決方法很簡單。喬治立刻開除了多舌看護，很快地，簡就好起來了。

解決問題的方法也不總是那麼簡單。例如，芭芭拉就沒有辦法把她的父母解雇掉。

3.厭惡式家庭氛圍

還有一種引起不良情緒的家庭氛圍是厭惡式氛圍，或者可以說是缺乏關愛的氛圍，家庭就像社會的細胞，而這種氛圍則是致命的毒素，會損壞家庭原本的良好功能。

通常厭惡式氛圍的根源在於：父母之間彼此厭惡，他們之所以還勉強在一起是「為孩子好」。在這樣的家庭氛圍中，孩子們彼此也學不會關愛。在孩子這裡，愛或是惡，絕大程度上是看樣學樣。父母不對孩子付出真愛，那麼，孩子回報給父母的愛會更少。

這樣的家庭中，彼此之間沒有需要。誰對誰來說都不是必需的，而當一個人感到他不被需要，他永遠不會培養出成熟的個性。每個人都覺得自己的存在無足輕重。不懂得付出，也沒有人願意為他付出。生活就像是在吃一盤乾巴巴、毫無味道的炒飯，毫無意義。

愛倫家有七個孩子，她年紀最小。家人彼此互不關心，誰也不在乎誰。因為年紀最小，愛倫成了全家人惡意相向的靶子。自愛倫懂事起，家中每個人就一直在批評她，「噢，她是個蠢蛋。」「她恐怕連國中都畢不了業。」從沒有人幫助過她。

到了上學的時候，她已有種深深的自卑情結。她不敢正眼看老師，因為每個人都說她很笨。渡過了羞恥的童年，愛倫終於長大，卻嫁給了一個與她有相似經歷、相同自卑情結的男孩。等她生了孩子，她認為自己沒有能力照顧好孩子，同時也沒有自信當好一個家庭主婦。也許終其一生，她都將生活在自卑中，整日自怨自艾。

其實愛倫在孩提時就早已是病入膏肓了，到如今情況仍無好轉。她的病要解決起來，並不像喬治、簡和多舌看護案例那樣容易。

4.自私自利型家庭氛圍

能滋生出不良情緒的第四類家庭氛圍是自私自利型。它與批評式氛圍有稍許不同，儘管在這裡，往往也是父親起頭。

維吉尼亞單身的時候一直好好的，但嫁了個病態、自私的男孩，他唯一關心的只有自己。這個男孩叫羅傑，一開始和他打交道，我們看不出他為人多麼自私自利，因為他不是那種會老把自己掛在嘴邊的利己主義者，但在他心裡每個想法都只為自己。當然，維吉尼亞嫁給他時，並不知道自己嫁的是這樣一個人。

羅傑表面上很懂分寸，但實際上他只知道自己享樂，對維吉尼亞，總是需要的地方利用一下，不需要時就拋在一邊。羅傑對打獵和釣魚很著迷，但他總是自己跑出去，把妻子丟在家裡。此外，他還很喜歡打牌、踢足球。但在他自己快活的時候，他從來不會想到妻子，更別說分享自己的快樂了。

羅傑很偏食，只喜歡吃幾樣菜，因而家中餐桌上吃的總是那麼幾道菜。羅傑的工作需要經常出差，維吉尼亞則獨自在家中獨力撫養四個孩子。有時維吉尼亞抱怨身體不舒服，羅傑不但毫不同情，甚至連聽妻子說話的耐心都沒有。

現在，維吉尼亞已經病得很重了，她的身體大不如前，一時也很難恢復健康。但羅傑並不覺得自己和妻子的病有什麼關係，甚至還認為她是自己享受生活的一大障礙。就連孩子們也是發育不良，體質不斷變差。

5.怨天尤人型家庭氛圍

第五種不良家庭氛圍是怨天尤人型氛圍。在所有人中，要屬出生在這種家庭的人最為悲慘。因為你身邊總會有個終日抱怨的人——通常是母親，但我也見過有些家庭父親老抱怨。

如果耳邊總是有人在嘮嘮叨叨，抱怨這抱怨那的，那麼，可想而知，我們的生活根本不可能幸福。那些喜歡抱怨的人每天早晨醒來，第一件事就是剖析自己，找病症。而往往起床時，要發現個小病小痛是很容易的，尤其是吃早餐前。在大多數時候，一旦我們想要做點文章，總能發現這也疼那也疼。坐在那，閉著眼睛想：我哪兒痛呢？你總會發現好像有個地方真的在痛。一旦找著了，接下來一整天，心思就只圍著那些地方打轉。最誇張的是，自己痛苦還不夠，一定要搞得全家都跟他一樣痛苦不堪。

大多數成天抱怨的人都只不過是得了情緒性疾病，但是聽他們老念叨自己的健康，你會覺得他們就像座博物館，設備完善卻死氣沉沉。在家裡，他們陰鬱和焦慮的情緒嚴重影響孩子的成長。低沉消極、焦躁不安、疑病重重都是這類家庭帶給孩子的不良影響。

這些人不僅搞得家庭氛圍慘澹無比，而且還嚴重吞噬家庭的銀行帳戶。有位女士，她整個淒慘的生活歷程中，看過十五位醫生、四個祭司、兩個巫師，動過八次手術，在三家療養院待過，同時在這些事情上花了一大筆錢。

6.恐懼兼焦慮型家庭氛圍

我認識一個商人，他每天早上在焦慮中醒來，然後，整天焦慮不斷，直到上床睡覺時依舊沒完沒了，還因焦慮而徹夜難眠。

例如，每天早上，他會為該打哪一條領帶而猶豫不決，反復自我爭辯，有時候甚至為此焦慮地手足無措。早餐時間，他會擔心自己是不是在主食中放了太多的糖，緊接著懷疑自己是不是得了糖尿病。開車去市區工作的時候，他會在心裡掙扎是該走這條路還是那條路，選好了之後又擔心自己應該選另一條，唯恐命運註定他會在這條路上發生車禍。到了店裡，他一會兒擔心玻璃櫥窗會被人打破，一會兒擔心一個職員的口哨聲影響了生意。

他的家人都染上同樣的焦慮習慣——這類病很容易傳染。他的妻子會受影響，孩子在這樣的氛圍中長大更受害。他們已經習慣了這樣的生活，覺得這就是生活的常態。他們完全不知道什麼才是真正的生活，也從未想過要改變。

如果夠幸運的話，將來某一天他們也許能夠醒悟過來，充分意識到一直以來他們的精神狀態是有問題的，認識到情緒性疾病一直在困擾他們，生活並不快樂。

7.婆家掌權型家庭氛圍

另一種會對家庭情緒造成不良影響的氛圍是婆家掌權型氛圍。婆家掌權現象可能會非常明顯但卻不好處理。

海倫是個瘦瘦的女孩，來自費城。她嫁給了一個年輕的男孩，婚後隨丈夫來到他的家鄉生活。那是個只有兩百五十人左右的小村莊，到處都是男方的親戚，還有一些人老搞怪。一些親戚眼紅海倫生活舒適，覺得海倫得到了他們應得卻沒有得到的一切。他們牢牢抓住每一次機會作弄她、挑剔她，暗地裡用各種方法傷害她。

海倫因此生病了，不久就病得不能上班。於是，那些搞怪的親戚們像老鷹一樣猛撲向她，使她一蹶不振，無還手之力。只有在回娘家的一個月裡，她才感覺好些。幾年後，功能性疾病嚴重困擾著她。最終她只能以離婚的方式遠離這個戰場，一年之後，她又恢復了正常。自那以後她就一直很健康。

年輕夫婦應該獨自生活。除少數特例以外，年輕夫婦最好婚後就開始獨立生活，以便自己對家庭有完全的掌控權。如果住得太近，父母總是有各種機會提醒建議，甚至發號施令。她們表面相處得也不錯，但媳婦什麼事都得聽婆婆的，這使得媳婦無法過想要的生活。長輩最好與晚輩分開住，給他們一個獨立的生活空間。

良好的家庭氛圍並非遙不可及

不良家庭氛圍會引發各種疾病，前面提到的只是其中幾種。從我的行醫經驗來看，很多家庭在這方面做得很不夠，給家庭成員帶來很多不良情緒。即使家庭主婦再努力，新婚夫婦再聰明，面對無窮無盡的煩心事兒也會垂頭喪氣。

然而實在不必灰心。

讓我們保持良好心態的那些原則完全可以應用在家庭中，這樣，就可以在家裡形成一種積極健康的氛圍，從而有助於每個家庭成員的成長。擁有這樣的家庭，本身就是人生的幸福之一。

家意味著……

羅伯特．福羅斯特曾說過：「家永遠不會把你拒之門外。」

我們可以用這句話來定義家庭：「在我們最迫切需要幫助時，家是我們強大的後盾。」家所給予我們的不應該是煩惱、叱責或爭論，也不應該冷眼相對，而是真正的同情和鼓勵。

作為家庭成員，你首先要有平和的態度，愉快的心情——從此刻開始。

然後，你要去感染其他家庭成員，讓他們也心態平和，心情愉快——從此刻開始。

下面就是一些良好家庭氛圍的關鍵因素。

養成成熟與平和的心態

1.學會簡單生活

隨著人們生活水準的提高，越來越多的現代化設施誘惑著消費者。美國人生活中的主流趨勢，過多地強調奢侈的生活條件——豪華的房子、嶄新的跑車、大寸的電視、前衛的相機和充滿藝術品味的廚房設施——以至於在追求這些生活品質時，我們給自己造成諸多困擾和焦慮。追求奢侈、揮霍金錢是現代人的家常便飯。因此我們根本學不會、實在也沒有機會學會如何去簡單地享受生活。

首先，我們要了解享受的真正含義。用平常心來看待生活，不要過度追求物質上的享受。從此刻開始享受現有的一切：碧樹藍天，吹吹口哨，彼此共度美好時光。其次，要抓住現在，珍惜擁有的一切，忘掉不切實際的幻想。

正確的想法是：利用身邊每一個細小的機會去享受每一點快樂，適時地說說愉快的俏皮話，享受彼此安靜相處的此時此刻。

2.形成以家為事業的觀念

一旦孩子到了懂事的年齡，就要讓他們形成這樣的觀點：家庭應該是每個成員享受快樂的地方；每個人都有義務使自己的家庭變美好。在這項家庭事業中，需要父親、母親、兄弟姊妹，所有成員的共同努力，人人懷有積極的熱情並承擔自身的責任。父親、母親、兄弟姊妹都應視這份家庭事業為最重大的責任。

別忘了，如果父母做出榜樣，那麼，孩子也會為家庭做貢獻，努力為之奮鬥。通常，父親只把家當旅館，經常在外工作，或是整天也不知道搞什麼名堂，對家庭付出的關心極少。但是，如果一家之主能做出表率，那麼，孩子們必然都會向他看齊，健康成長。

如此一來，家庭事業就會變成一個持續循環的互動工程：一起做事，一起玩遊戲；在爐火邊講故事，一起研究有趣的風俗民情；週末去戶外遠足、年底全家出去旅行；以及一起享受生活的歡聲笑語等。這樣，每個人（包括父親）都參與其中，並樂在其中。

3.把家庭事業看作人類事業的一部分

家庭生活的重要理念是家庭和社會是局部與整體的關係，本質上是相同的。每個人除了在家庭事業中負有責任之外，對人類事業也有相同的責任。培養這種責任心也是孩子心智成熟過

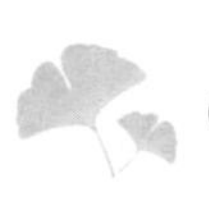

程的重要一環。我們只有在這個意義上成熟了，才能走出自我中心，從純粹為自己考慮轉變成為全人類謀福利。

沒有這種為人類的意識，意味著我們會一生埋頭於自己的蠅頭小利中，因為過於自私而毀了美好的人生。如果孩子們都能夠把人類的福祉放在首位，他們會給自己的精神生活塗上最為絢麗的色彩，並因為付出而感受到生活的美好。

此外，若人人能以家為事業，重視家庭，那麼，我們必定能讓我們的家充滿溫暖、關懷和理解，這是你幸福生活必不可少的條件。

家庭事業包含很多內容，例如：舉辦小聚會、組織集體活動，更好認識、了解我們的社會，並學會相互幫助；一起去野餐，增進鄰里之間的感情；全家人到世界各地去旅行；領養孤兒；並盡自己所能，努力為人類事業作貢獻。在心中樹立家庭事業和人類事業的理念，既區分又統一地看待，這本身就意味著人的成熟，能讓孩子們真正了解人生的真諦。

4.積極面對人生的困境，笑對人生

當某件事讓人洩氣或是困擾的時候，全家應有的態度是：「我們不會讓自己洩氣；我們會盡力扭轉乾坤；相信盡最大努力就能收穫不錯的成果。」你會發現情況沒有那麼糟，困難也變得微不足道。要是全家都始終保持這種積極的人生態度，就沒有什麼越不過的障礙。

要讓孩子學會笑對人生，首先應該教會他們的是懂得靈活變通和適應變化。

比如說：全家準備去戶外野餐，突然下起傾盆大雨，這時該怎麼辦？——耶，好哦！——在起居室裡做做遊戲，然後，在地板上來個室內野餐也很有意思啊。

如此處理生活中的小煩惱，一旦你面對更艱難的任務，也就能輕鬆應對挑戰。母親生病住院了，每個人都很努力照料母親，不僅幫忙做家事，而且保持積極的心態，給母親精神支援。同樣重要的一點是，大家都應一致地昂首挺胸，信心十足地生活。

走出困境的方法也可以是一次比賽：每個人都竭盡全力，看看誰能找到戰勝困難的最佳方案，然後，全體合作推行這個最好的方案。

5.沒有愛，幸福就像泡沫——學會愛別人

如果父母相愛，那麼，家人之間都會充滿愛，家庭氛圍也會很溫馨。我們付出的愛應該是一樣的，不能偏心。要讓每個人都覺得自己在這家庭生活中是被需要的，是不可替代的。如果父母之間沒有憎惡，或能把憎惡的情緒消滅於萌芽時，那麼，孩子之間的憎惡就不會存在。如果家庭中長輩們經常有口角、爭端和脣槍舌劍，那麼，孩子們長大後幾乎都會變得愛爭吵，難

相處。

很多十足的傻瓜，新婚不到一年，愛就在吵吵鬧鬧中消磨殆盡。多麼幼稚和不值得啊！任何成功婚姻的關鍵在於你必須足夠成熟，能跳出婚後問題的束縛，理性加以對待。只要一分同情、兩錢善意、三吊理解，那麼，愛會恆久彌新。

每個人都應謹記：家人之間永遠不能爭吵或是鬥嘴，不然會傷害感情。如果長輩尚且不能做到，那麼，要營造這樣平和的家庭氛圍就很難了。

6.歡欣愉悅的家庭氛圍

一個人累了，家應是休息的港灣；在外面遇到困難了，家應是無條件地給予鼓勵和幫助——家就應是這樣的一個地方，是你需要時給你慰藉、鼓勵和幫助的地方。

這點上，長輩也應做出榜樣。如果父母彼此之間不發牢騷，不輕易自怨自艾或針鋒相對，孩子就會自覺地約束自己，克制自己的壞情緒，盡量不做傷害家人的事。

7.管教要合理、堅定，同時要注意方法

來自不幸家庭的父母也許不相信，但事實是，在愉快的家庭環境裡，並不需要太多管教。行為不良的往往是不快樂的孩子。如果孩子能在一個快樂幸福的環境裡成長，那麼許多管教問

題就會迎刃而解。

父母必須教孩子一些基本的規矩，如：尊重他人的權利，尊重他人的個性。應該教他們尊敬長輩；教他們不去違反規則，行為要遵紀守法。誠實和正直也是必需的品質。

當然，有時候也需要一定的管教。管教應合情合理，不能濫用家長權威。我們這樣做是因為這樣的行為於人於己有利，不那樣做是因為那樣做損人不利己。教導孩子時要平心靜氣，注意方法，這樣效果更好。大發雷霆，或強制性的管教是毫無益處的。孩子犯了錯，都應諄諄教導，並耐心解釋原因。

當然，若必須加以嚴格管教時，就不能有任何動搖或是退縮。不過要記住：孩子犯了錯，完全沒必要接二連三地懲罰。

8.家庭是成員信心的來源

家庭的重要職責之一就是培養孩子的信心——不僅要創造、穩定的經濟條件增強孩子自信——即使沒有經濟條件，也應該讓孩子感到愛，感到被呵護被重視，從而自信地生活。要讓孩子在呵護中成長，讓他感到自己的價值，從而使他有信心承擔起責任，為家庭和社會的福祉努力奮鬥。任何一個小孩，不管怎麼笨拙或差勁，都應該受到重視呵護，讓他知道，對於這個

家，他的存在是多麼重要。

如此，基本的心理需求得到滿足，有助於發展成熟的心智。

9.共同享受家庭生活——從此時此刻開始

每個人都必須有這樣的認識：家庭生活就是共同享受生活的點點滴滴，一起創造美好人生——抓住每分每秒和把握此時此刻。這意味著家人共同地享受生活——比如父親走過客廳時或瑪莉和媽媽進廚房時，說句溫馨的話。家庭代表著共同享受生活、一同感受美好和一起開懷大笑——從此刻開始。

從此刻開始，當然！我們在等什麼呢？為何等待呢？現在是時候行動了，就是此刻！此刻是時候表現我們的愛，此刻是時候創造我們的家庭事業，就是現在！為什麼要繼續等待呢？現在正是我們規劃未來的最佳時刻，切勿把當下時光浪費在空想中。

你的家庭屬於哪一類？

第一步是：靜下來想想：我的家庭屬於哪一類呢？它會經常引起你的不良情緒嗎？你因此

患上了功能性疾病嗎？你的心理健康嗎？你感覺幸福嗎？對自己誠實點，想必答案已一目了然了吧。

第二步是：一馬當先，做出表率。

第三步是：和妻子或丈夫，還有孩子——如果他們足夠大的話，開一次家庭會議，好好談談這個問題，並制定計畫努力營造一個健康的家庭氛圍：你累了，家給你休憩的港灣；你失意了，家給你慰藉和溫暖；一旦有需要，你總能在家裡得到鼓勵和幫助。

■本章小結■

每個人生活中最重要的教育因素是他們成長的家庭。

研究證明，不良家庭環境是造成社會中情緒性疾病的最重要原因。

只要給予正確引導，失職的家庭也能夠重新發揮應有的作用，教育好子女。

家庭可以是美好幸福生活的中心，可以促進家庭成員的健康成長和情緒平和，前提是你要牢記以下幾點：

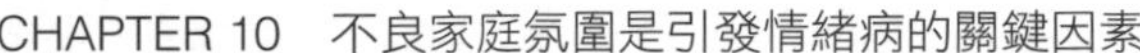

1. 簡單地享受生活。
2. 形成以家為事業的觀念。
3. 把家庭事業看作人類事業的一部分。
4. 積極走出困境，笑對人生。
5. 彼此友愛、互重和關心。
6. 營造友好愉悅的氛圍。
7. 管教合理、堅定，但方法得當。
8. 培養孩子的自信和安全感。
9. 享受生活的點點滴滴——此刻開始。

Chapter 11

從和諧的兩性生活中感受快樂

生活中有一點非常重要，而教育不但沒有把它涵蓋進去，甚至還產生了負面的影響。說到這兒，你們應該能夠猜到我所說的是什麼，對，就是性的問題。

所有的人類活動中，許多人在性生活中顯示出的不成熟最為嚴重。醫生們經常會發現，很多人的情緒緊張都和他們在性問題上的不成熟有著密切的關係。許多人的性生活一團糟，或者性將他們的生活攪得一團糟。

在任何一個方面變得成熟起來都是一個學習的過程。如果一個人從沒受過性教育，那我們怎麼可以去指責他不成熟呢？我們會去指責性混亂、性壓力以及性行為不軌，除了社會和有義務提供教育的機構，像家庭、學校和教堂，對性混亂和性壓力的指責還應該由誰來一起承擔呢？

生理本能和文明進步

性本能相對於人類其他本能來說弱多了。人類對食物的需求要比性需求強烈得多，對安全感的需求也是如此。即使性需求得不到滿足，一個人依舊可以活很長時間，甚至整個一生得不到性滿足都沒有關係，但是，一旦沒有吃的或者完全缺乏安全感，人就會很快死掉。

人類的共同努力，也就是我們所稱的「文明」，主要是指讓人們生活過得溫飽，保障人身安全，而不是滿足人們的性需求，這一點清楚地表明性並不是至關重要的。

但是，大家飲食可以不規律，而性混亂卻是災難性的。如果幾千年前社會就允許人們性混亂，那麼，社會早就毀滅了，也就不存在我們現在所稱的文明社會了。性混亂會給社會和經濟造成災難性的後果。

性必須加以限制。要去束縛性本能這一根本天性，同時又不讓人覺得苦惱，唯一的方法便是開展良性的性教育，教人們如何在社會限制的範圍內處理好這種天性。但是，在一種正確、恰當的教育方式還沒有出現之前，這種本能一定要加以限制。

當在性上遇到煩惱時，你應該怎麼辦呢？這時就像是向一個裝滿酒的酒瓶中塞瓶塞，要嘛瓶塞蹦出，要嘛酒瓶裂開，所以，你一定要小心謹慎。

對於性這個讓人頭痛的問題，你了解得越多，就越會對人類一直能和睦相處感到不可思議，也就越來越相信人類真的很了不起，應付了那麼多棘手的問題，一步步艱辛地跋涉幾千年走到了今天。

性衝動不是人格發展的主流

佛洛伊德（Sigmund Freud）和一些精神分析學家都認為性是人類性格形成的主要原因。的確，由於以上所提到的原因，性給人們帶來了極多的麻煩，但並不能說性就是這些問題的最主要原因。

正如人類其他的生理需求一樣，性就像是不停流淌在人類身體中的一股細泉，它一直活躍著的原因有：

1. 每個人生來都有性衝動。
2. 我們的社會迫使人們壓抑性衝動，讓它依舊可以達到繁衍後代的目的，卻不會對人們產生不良影響，以至危害到社會和經濟結構。

3. 儘管社會強制人們壓抑性衝動，但卻沒有任何一個機構教育人們如何控制性衝動，同時不讓自己受到傷害。

4. 社會中有許多經銷商蓄意煽動人們的性衝動，因為這樣他們可以從中賺取利潤。很多商人利用了那個酒瓶裡的泡沫，他們搖著酒瓶讓泡沫越泛越多，從古至今，這種情況在近幾年顯得極其嚴重，這也是導致許多婚姻出現問題甚至破裂的主要原因之一。

商業廣告、報紙、雜誌、電影和電視經銷商也發現了「半裸女人」的魅力，因為它可以引起男人的思慕，可以促使沒有受過性教育的公眾去消費，可以去打開人們的荷包。但是，這也不是對所有人都有用，那些由於沒有控制自己的性衝動，已經患上情緒性疾病或觸犯法律的人就不買帳。

對於一些試圖抑制自己的性衝動，卻一直控制不住的青少年或不成熟的成年人來說，他們打開任何雜誌——即使是一本高品質的週刊——也會發現每頁都有撩撥人的「半裸女人」。他們一直努力克制的性衝動立刻就受到刺激，想像力也隨著照片沸騰起來，接著一串激動緊張的情緒也就產生了。如果他們在這一刻控制住自己，還是相當幸運的。但是如果沒有控制住，那麼，他們就要陷入麻煩中了。

「性解放」只是一種不成熟的表現

現在很流行「性解放」——無視性禁忌，否則就是跟不上潮流。當然，解放有不同種程度，剛開始的時候，僅僅限於在開放混雜的場合講一些性故事（很顯然，尖叫聲越高，講得越露骨的人就越開放），慢慢地，講述性故事發展到發生不道德的性關係。但是，往往這種性關係會讓他們生活變得糟糕，甚至促使他們犯法。

「性解放」的哲學內涵就是性成熟——我們曾在前面第七章中給成熟下過一個定義，即成熟是一種能力，一種人們在處理生活中的問題時將麻煩減至最低，將快樂增至最高的能力。「性解放」又分為兩種不同的觀念。有些人只同意其中一種觀點，有些人則覺得兩方面都有道理。

第一種觀點是把性當作人類的一種大不幸，不足掛齒且汙穢不堪，即使婚後的性行為也是勉強而為。無疑，這一種想法是片面的。

第二種觀點認為應該及時享受性，性不應該受任何約束，而且是浪漫愛情中重要的組成部分。

後一種想法大錯特錯。不論看起來多漂亮的蘋果，一旦從樹上摘下來就不再那麼好看了，無一例外。更糟糕的是，那個蘋果裡面還有一條蟲，讓你更感失望。等到那個摘蘋果的混蛋意識到遠離麻煩比擺脫麻煩容易多了的時候，已經太遲了。

「性解放」引起的麻煩

如果一個人有強烈的性衝動，但是，又不斷壓抑這種衝動，那麼，他會焦慮不堪，甚至患上某種嚴重的情緒性疾病。但是，那些讓自己變得開放以求解放的人，也會患上同樣嚴重的焦慮症。正如我之前說的那樣，這種人甚至會有自殺傾向，因為他的焦慮已經達到了極其嚴重的程度。

即使還沒有發展到想要自殺，「性解放」的人也還是有另一種焦慮。受到法律制約或受到起訴都不是最大的煩惱，越來越卑劣的謊言、持續不斷的焦慮以及罪惡感，才是導致他們崩潰

的根本。接著，家庭矛盾不斷，或者家庭破裂，更糟糕的是孩子因此而處於一個惡劣的家庭環境之中。

愚蠢男人的所作所為都是他個人的事情，與他人無關，但是，一旦家庭的不良環境影響到孩子，毀掉了孩子的正常生活時，就不再只是他個人的事情了。

到他只想透過跳河或自刎來獲得解脫時，他終於明白「性解放」其實毫無益處。除了「性解放」，還沒有任何一種行為習慣可以逼得人們最後想自殺。我這就有好幾個例子。

避免任何可能導致自殺的事情

理查．雷奧是個機靈聰明但性格安靜的年輕男子，至少他自己這樣認為。他從沒有想過要去傷害任何人，他是一個好丈夫，也是一個好父親。同時，他在性生活方面並不混亂。他對別的女人不迷戀，也就是說，不會與多個女人發生關係，他只會和一個情人約會。他不隨意，只是比較前衛。

就這樣，理查過了很長一段安靜快樂的日子。他覺得這沒有傷害到任何人，他也不想傷害任何人。

有一夜，他和情人又去了一個經常光顧的旅館。旅館老闆發覺他們關係好像不正常，於是，就中途打斷了他們。理查登記時用的是一個事先想好的假名，並偽稱是那位女士的丈夫。他的這種行為是違法的，並被旅館老闆現場捉住，但是，在員警到來之前，理查和那位女士跑掉了，然而，他的真實姓名和住址卻被旅館老闆記了下來。

之後的兩天，每想到這事，理查就渾身冒冷汗。他來到我的醫院是因為消化不良，同時把整個事情都告訴了我。除了看醫生，之前他還去找過一名律師。

他所要受到的懲罰真的是毀滅性的。僅僅兩天，他就完全被摧毀了，身體也極度虛弱而不得不依靠藥物治療。

事情發生後的第三天，旅館老闆向法院舉報了這件事情，那日上午十點半，法庭傳喚理查出庭。十點四十五分，理查開槍自殺。

報紙只報導了理查的死訊，沒有提到法庭曾經傳喚理查出庭，為什麼自殺也是沒有人知道。這樣，家庭聲譽沒有受到任何影響，但是理查卻永遠離開了人世。

還有另外一個人，我們就叫他馬克醫生。在他決定放縱自己的性需求，不再拘泥於生活小節之前，他真的是一個很好的小子。他那樣做並沒有任何惡意，只是覺得為什麼不讓自己的生活更有趣一點呢？以下是性學家金賽教授講述的一個真實故事：

自從馬克改變了對性的態度後，一直到他的性伴侶懷孕，他都過得很好。懷孕後，那個女人從中看到了商業價值，於是，非但拒不接受墮胎手術（當時馬克也在場），而且揚言要公開起訴，威脅馬克。

那個女人曾到我的醫院進行檢查，並且向我述說了整個故事經過，口氣相當驕傲。但那時馬克卻面臨人生被毀滅的危險，那個訴訟無疑會讓事情公開化。除此之外，馬克所在的州有法律規定，不道德的性行為會導致醫療執照吊銷。意識到那個女人和馬克都對整件事情負有責任，我試圖勸她撤銷訴訟，但是，她完全沉浸在自己的算計裡，根本不聽我的勸告。

就在她要請一名律師提出訴訟時，馬克服毒自殺，人人都認為他是自然死亡。那之後我再也沒有見過那個女人，直到一個月之後，我看報無意間發現了她投水自殺的報導。

性混亂通常引發的麻煩是自殺

奧文是一位相當穩重、敏銳狡猾的商人。有天他來到我的辦公室，很顯然是有事情要諮詢的樣子。他說很想回到他以前的樣子，並發誓說沒有什麼事情困擾他，讓他焦慮。但是，他的麻煩卻好像越來越棘手，越來越無法擺脫。這種焦慮不安的狀態對他來說是很反常的。

我告訴他，表現得好像什麼煩惱都沒有其實騙不了任何人，並開玩笑地說他正在進行一段浪漫的婚外情。這正點破了他的心事，於是他向我講述了一段浪漫熱烈的愛情故事。他並沒有像理查或馬克一樣遇到了美人陷阱，但是，他有著同樣的苦惱。

遠離麻煩比擺脫麻煩容易得多

說了這麼多，關鍵的一點在於：明明知道這樣做可能會導致自殺，或者至少也會引起嚴重的情緒性疾病，那麼，為什麼還要往這條路上走呢？

在有些社區中，人們普遍接受了性開放的觀點，所以，不會導致嚴重的諸如自殺等問題。

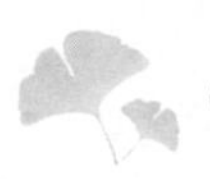

但是，從這些社區的病人和我的私人談話中可以看出，功能型疾病在這些地方的發病率依舊特別高。

其他類型的不成熟性觀念

我首先談到的是「性解放」，這是因為太多的人錯誤地把它當作一種成熟的性觀念。但是，除了「性解放」，還有以其他形式存在的不成熟性觀念，它們同樣會引起很多的情緒性疾病。

一年中會有很多患情緒性疾病的患者來看醫生，因為他們已經把不成熟的性觀念帶進了婚姻生活中。此外，對於年輕人或未婚人群而言，不成熟的性觀念也是造成他們情緒緊張的一大重要原因。

婚前的性難題

正如對食物的需求一樣，青少年逐漸開始對性產生好奇是很自然的。但是，長輩們則覺得這種好奇很不正常，會誘導子女朝壞的方面發展，因此將這本來正常簡單的事情變得複雜而不正常。於是，子女對性的好奇心被強行抑制住了，並且被灌輸各種各樣的性建議。最後，他們性體驗所需的權力就全部被剝奪了。

接著，又出現了一件讓人無法忍受的事情。由於經濟現狀，社會又開始強行實施晚婚政策，人們出現性需求後得等十到十五年才能結婚。

如果社會對此事稍作規劃，或者教育方式得以進一步改善，事情就會很好辦。但現在的普遍情況是，年輕人能得到的關於性的建議實在太少，即使有也常常是誤人子弟。

青少年的性需求會導致他們向兩個方向發展。第一種情況是，他們會很幸運，能碰到一個可以給他們良性指導的人，引導他們向正確的方向前進，不會遭受很多麻煩。另一種情況則正好相反，他們可能越過道德的界限去嘗試性。過分的行為可能最終導致暴力或謀殺。如果他們的行為只是稍稍越界，那麼，他們就會陷進我之前提到過的幾種麻煩中。

婚姻中不成熟的性觀念

現代的婚姻中經常出現性問題。性方面的不和諧極易導致夫妻之間情緒緊張，並且極易讓婚姻產生裂縫，最終導致離婚。起因不過是一方或雙方在性觀念上的不成熟而已。當然，婚姻中的性問題多種多樣，在此只能列舉最常見的幾種。

性問題通常在蜜月期就開始出現了，而且對於新婚者來說，蜜月是他們對婚姻生活的美好夢想的終結。最常見的一種情況是，蜜月期間，男女雙方發現蜜月並不像想像中的那樣美好，然後開始互相抱怨。如果雙方能夠超越婚後第一年裡介於成功和失敗之間的經驗，那麼，三十年後他們會發現那些經驗像雨後彩虹，那種瑰麗的色彩是蜜月時期所無法領略的。

剛剛結婚時，很多小夥子都懷有美妙的幻想，想像兩人世界的浪漫，想像擁有成熟的性技巧。當這樣的你碰到滿懷畏懼、不安，又缺乏性知識的妻子時，那麼，你就會噩夢不斷。

但是夫妻雙方如果都比較成熟，滿懷著同情、理解、互助和祝福共同生活，那麼，婚姻生活會維繫得很好，婚姻的汽車也不會在行駛的過程中傾覆。然而，許多夫妻不僅性方面不成熟，在別的方面也不夠成熟，以至不能彌補性生活的不滿，那麼，蜜月時幻想的破滅就會一步步導致婚姻的最終瓦解。

當不成熟的性觀念給夫妻任何一方或雙方帶來了情緒性疾病時，醫生大都會發現妻子性冷淡。我發現我所遇到的已婚女人中，超過百分之四十的女人，都不能從婚姻生活中得到任何性方面的愉悅，也不能給她們的丈夫帶來性享受。妻子快樂嗎？不，她們不快樂，甚至活得很糟糕。丈夫快樂嗎？不，他們也不快樂，日子過得同樣糟糕。

1.妻子的性冷淡絕大多數是丈夫的問題

妻子出現性冷淡，很多時候錯誤並不在妻子自己，而是源自丈夫自私的心理和笨拙的性技巧。這不僅僅出現在蜜月期間，蜜月之後，情況也一直沒有任何改變。

許多女人這樣說：「他只顧著自己，從來不顧及我的感受，完事後冷冷地丟我在一邊。如今性生活只會讓我緊張，想到就討厭極了。」

你會發現這類丈夫在性以外的其他事情上，同樣是個幼稚的孩子。他們的心理年齡大約只有八歲，但是生理上已變得成熟起來。因為丈夫如此笨拙無能又幼稚不成熟，很多本來聰慧成熟的妻子開始變得不快樂，甚至患上慢性疾病，即使她們試圖冷靜地對待也無濟於事，因為整件事情應付起來實在太難了。

2.性冷淡的原因可能源自教育不當

對於一小部分女人來說，諸如性冷淡是因為小時候的性教育太缺乏。比如在第七章中曾提及的一個例子，露西是個很漂亮的女孩，家住在一個粗俗而不開化的小鎮上。因為鄰居的影響很大，露西的母親嚴格控制著年幼的露西，不讓她和性以及與性有關的事情有任何沾染，讓她對性產生了抵觸心理。

這樣，最後露西認定性會毀掉一個女人，比死亡還要可怕。露西從來不知道她為什麼要結婚，也不知道她如何就結婚了。對她來說，婚姻極其可惡骯髒。生下兩個孩子以後，露西已經相當痛苦。但是，她又懷孕了，這對她本來就不健康的性生活來說更是雪上加霜。她患上了非特異性的腸壓迫症候群，住院出院折騰了好多年。

妻子的性冷淡會導致婚姻中另外一個嚴重的問題——丈夫的外遇。一位英國伯爵曾說過，他更希望從熱情貼心的情人那裡獲得浪漫溫柔的回報，而不是受著伯爵夫人性冷淡的折磨。伯爵也好，普通人也罷，每個男人的本性都是一樣的。

3.夫妻雙方性趣不盡相同

婚姻難題的另一個常見原因是，夫妻雙方沒有意識到，男人和女人的性偏好常常存在著差異。通常說來，男人的性衝動比女人的性衝動來得更為強烈。除非夫妻雙方意識到這種差異，並且試圖互相謙讓地面對這種差異，否則必然導致婚姻中的摩擦、抱怨和不愉快。如果雙方都成熟一點，能夠理解彼此的需要和渴求，那麼，就可以避免這種情形。

婚姻中兩人的複雜關係必然會導致各種困難發生。我們不去一一列舉分析，但是可以說，所有的矛盾無一例外都是源自性格的不成熟，且通過性格的逐漸成熟都可以一一得到解決。

性成熟

當一個人認識到性本身並無好壞之分，正確對待性會大大豐富我們的生活，可以讓我們生活得更加愉悅時，那麼，這就是成熟的性態度了。

其中，「正確對待」是關鍵。

首先，「正確對待」意味著承擔性行為所帶來的責任，認識到目前存在的對於性行為的約束不但是必須的，也有助於社會的文明構建和發展。很顯然，若想遠離麻煩，性行為就要控制在法律所允許的範圍內。盡可能減少麻煩也是成熟的一個重要方面。

其次，「正確對待」意味著在性生活方面，只和法定性伴侶發生性行為，並讓雙方都對性生活感到滿意，讓彼此心情愉悅。這是成熟的另一重要方面，即讓自己能夠以最愉悅的心態生活。

掌控婚前性行為

就青少年性教育而言，並不存在某個優秀的、甚至完善的解決方案。我們最多也只能透過調整青少年的自身因素來幫助他們解決問題。

我們能為他們做的第一件事就是做到坦白。對年輕人說他們沒有問題，或者暗示他們即使有問題，也是他們自己的事，這樣是不行的。最好的方法是把一切都擺到檯面上來講，然後，承認他們的長輩們其實也有相同的問題。

對年輕人而言，這些問題在結婚前，根本不可能有完全讓人滿意的答案。然後，我們應該嘗試讓他們明白，只有在雙方結婚前培養了各種成熟行為的情況下，婚姻才能有一個完美的結局。

第二是不要暗示年輕人必須時刻遏制性衝動。相反，年輕人的想法中應該存在各種值得追求的興趣和衝動，他們也應該有追求美好事物的權利。

控制衝動的方法多種多樣。這些衝動其實可以轉化成動力，幫助年輕人學會某項運動，或精通某項技藝，使他們有能力去為社會做出貢獻。這些追求不僅能讓年輕人明白他們並非性動物，也有助於培養將來需要的各種成熟行為。

心智的成熟以及思考的能力都是邁向性成熟的表現。給青少年一個有歸屬感的家庭，讓青少年作為人類一份子而擁有團體歸屬感的教育，以及擁有能夠正確思考的頭腦——都可以幫助青少年把性衝動昇華到第二階段——興趣的昇華以及新興趣的開發。促使這種昇華以及各種性衝動產生的主要機構，就是家庭、學校、教堂以及青少年活動中心。

青少年活動中心的重要性往往會被我們的社會忽視，而且青少年活動中心建立時根本就處於無足輕重的地位。除了家庭之外，有責任幫助青少年培養業餘嗜好的重要機構就是青少年活動中心。任何一個真心實意關注青少年利益的社會，寧可沒有林蔭大道或者城市供水系統，也不能沒有青少年活動中心。

青少年活動中心在性質上是只能是由市政當局提供的必要公眾設施。

我們能幫助青少年的第三件事就是，讓成人世界關於性的內容，盡可能少量地流傳到青少年社會裡去。不再對性遮遮掩掩的觀念值得鼓勵，但家長、老師、心理學家、精神病學家們仍應耐心向青少年指出，他們應該學著為自己的性行為負責。

人們遺憾地發現，很多高中學生，有的懷孕了，有的患上情緒性疾病。我們很容易就能分析出原因是什麼。如果年輕人過常接觸父母的性雜誌、黃色電影和黃色笑話，就會受到很大影響，他們也就會很自然地尋求發洩途徑。

大體上來說，社會沒有給青少年提供適當的性教育，卻要求他們在性方面表現成熟。當今社會的高離婚率和婚姻窘境讓我們看到，代價是巨大的。因為個人做的蠢事，卻讓所有的人都付出了代價。

婚姻中成熟的性觀念

婚前性生活很糟糕的人是很不幸的，結婚後，不健康的性生活同樣會給夫妻帶來很多不良情緒。

在婚姻中，就像在青春期一樣，全面的成熟是性成熟的最好保證。感同身受、彼此理解、互有合作意願，都標誌著人的全面成熟。如果你想要你的婚後性生活不演變成問題的來源，引起夫妻衝突的話，這幾點是十分關鍵的。同情、理解和友善這一黃金原則，是婚後性生活的基石，也同樣是完善的社會道德體系的基石。

新婚之初，大多數夫妻都是相愛的。愛情十分重要，但除非夫妻雙方能用同情、理解和友善這些黃金品質來充實愛情，否則愛情很快就會淡化，生活會充滿口角、失意和痛苦。

1.性必須讓雙方愉悅

婚姻中的性生活應該是雙方真心投入的、共同努力去達到的美好狀態。在這其中，夫妻都不應犧牲另一方來獲取自己的快樂，而且每個人都要更熱衷於帶給對方最大的快樂。

他們體會到，彼此快樂是比性更重要的事。婚姻中，性是一個非常重要的因素，但是除了性，婚姻還包含許多別的方面。

夫妻應該把雙方的愉悅當成共同的目標。這裡沒有任何規則可循，但始終要記住的一點就是：不管做什麼，都應該以對雙方有益、取悅雙方和共同享受為前提。

當夫妻雙方都足夠成熟，那麼，他們的性生活應該包含：彼此喜歡、相互回應、給予和付出。誘惑、驚喜和掛念——這些都應該由雙方共同努力來實現，不斷地轉變主動與被動的角色。

對於這樣的夫妻來說，因為時刻想著要讓對方快樂，他們的生活充滿快樂、和睦、溫馨。這樣，幾年或十幾年的婚姻生活之後，他們就完全地合為一體了。

每一次分享快樂，就能增進曾經一連串分享帶來的愉悅，而且這種分享是有無限潛力的。生理上和心理上的快樂彼此回應，相互加強。這樣的夫妻會越來越離不開對方。若沒有這樣和諧的性關係，一段婚姻就不可能幸福。

以自我為中心和自私的幼稚心理，通常最容易讓婚姻變得一團糟。唯一能夠擁有真愛的人，是願意犧牲自己的切身利益，並把別人的幸福和利益擺在首位的人。當夫妻雙方都能做到這一點，他們將沒有家庭紛爭或性生活問題。

假設夫妻雙方都願意為對方的快樂著想，那麼，這樣的家庭必然培養出成功的婚姻。

家庭中夫妻之間要培養的另一種品質，也是孩子和父母之間應有的品質——今天，此刻，我們要歡欣鼓舞，共同享受人生。不再爭吵打架，因為這樣的生活沒有任何意義。無論在何種情況下，都毫無理由這樣做。

2.「發脾氣」的「價值」

有一個學派的精神病學家認為，「發脾氣」是發洩壞情緒的一種好辦法。提倡這種觀點的人都是些不能控制自己脾氣的精神病學家。其實根本沒道理。發脾氣沒有任何好處。一個人如果經常發脾氣，就會養成隨時發脾氣的習慣。如果丈夫和妻子都隨便發脾氣，那麼，遲早會產生極大的破壞，例如會破壞耐心、愛情和彼此遷就的默契。而孩子也會亂發脾氣。只有幼稚的成年人才會覺得發脾氣很必要。

婚姻應該且能夠建立在這樣的基本理念上：「我們共同生活在一起，能使彼此的生活更快樂；我們任何一個人都沒有權利使對方痛苦，片刻也不可以。」如果丈夫和妻子彼此之間保有一點同情、理解和善意，那麼，這就會變成很簡單、實用，也能讓大家都滿意的一條定律。

在這樣的氣氛下，婚姻中的性生活會變成一種美好的體驗，越來越使雙方不可分離。他們的性關係是彼此配合、和諧、互相理解的，生活的其他方面也一樣。

新婚夫婦應該學些關於性的解剖學和生理學。無知是發掘人類無限潛能的唯一阻礙。當我見到年輕夫妻因為性生活很糟糕而婚姻出現裂痕時，我擔心他們婚姻的其他方面也孕育著許多問題。有時候，婚姻中性關係最先變糟糕，有時候，是因為生活的其他方面變糟糕才導致性關係的惡化。

當婚姻變糟糕的時候，夫妻首先要做的事情是雙方都努力以積極、愉快的態度來對待彼此。

■本章小結■

每個人都有性問題，要控制自己的性衝動，不要越過社會規範。社會強加給人們許多限制和規範，但卻沒有教人們如何調整自己的心態。

要在性方面成熟起來，讓自己心態平和，有三條原則：

1. 如果你還處於青春期，在你的性生活中謹記責任，充分認識到自己行為的可能後果，努力把自己的能量引導到各種各樣有趣的活動中去。
2. 如果你是個成年人，和自己的伴侶生活在一起，那麼，要知道，性成熟取決於不斷發展全面成熟的行為，尤其是同情心、理解、無私、配合精神和彼此愛護。
3. 我們大家都應記住的重要一條是：遠離麻煩總比擺脫麻煩要容易得多。

Chapter 12

如何消除工作中的情緒壓力

當今商業社會給人類帶來的物質財富如此之多，是過去任何文明社會無法比擬的。當然，人類也因此受益匪淺。

但是，商業社會的生產方式也同時給人們帶來了許多不良情緒。

可想而知，商業社會的生產方式是許多人患上情緒性疾病的主要原因。

當工業體系在英國形成時，工廠裡的工人在該體制下備受剝削，最受不良情緒的困擾。然而，今天，不僅僅是一般勞工和基層的中產階級深受其害，最大受害者當屬指揮管理產業的高層或接近高層的管理者。

商業時代前的商人和手工業者，從沒有像現在的公司主管、主任、行銷經理、行銷人員和生產線工人等等那樣，備受商業社會造成的各種情緒壓力的困擾。競爭日益激烈的商業環境、想升職發財的願望、生產線的單調工作，一方面推動商業社會的發展，另一方面又給人們造成巨大的情緒壓力，帶來各種情緒性疾病。

經理們的壓力

沃納在一家公司銷售部門工作，艱難地一點點向上爬。這是家老公司，雖然有幾樣頗具知名度的產品在全國宣傳銷售，卻算不上什麼大公司。後來，公司推出的一個新產品轟動了全國，銷售額超過了所有人甚至公司頭頭們的預期。有了第一回，公司董事自然就竭力想開發新產品，想要製造第二回、第三回轟動。

沃納日以繼夜地在公司加班，薪水不高，平日從不為自己或是家人找點樂子，終於在銷售部門混了個不錯的職位。於是，他就被指派負責新產品的推廣，董事會希望新產品的業績可以超過第一個成功產品。多好的機會啊！沃納想。確實，這的確會帶來很多機會，包括患上各種疾病的機會。

不久後，董事會召見了沃納，當面拿出一個對比性圖表，指責他比起其他更成功的部門是如何地遜色。董事們還責問銷售量為何低於預期，並要求他在預期時間內提交一份進度報告。

隨著來自董事會的壓力越來越大，沃納的身體不斷感受到新的壓力。一次董事會議結束後，他去做了次全身檢查，從肺、心臟到胃、膽囊，一次查了個徹底。

他就像一個樂器，董事會的撥弄彈奏，使他不斷發出沮喪之音。隨著董事會的不斷施壓，他幾乎可以說是成了一部充滿哀怨之聲的交響樂了，中間夾雜了徹底的消化不良之音，主題音律則是晚期胃潰瘍的靡靡之音。

我第一次見到他是在火車上。這個可憐的人告訴我他的症狀，末尾說道：「醫生似乎都不明白是怎麼回事。」這最後一句話往往表示病人自己不明白是怎麼回事。

沃納工作壓力極大，還嚴重消化不良，但仍得竭盡全力把新產品推銷給不情願的消費者。事實上，董事會指派給他推銷的產品已經落後二十年了。它微弱的生命正經歷緩慢而昂貴的死亡過程。在這個過程中，沃納在公司的地位下降。整個事件對沃納的影響就好比是董事會直接把肺結核病菌注射到沃納身上那樣。儘管這樣，董事們還覺得已經夠仁慈的了，而沃納自己也覺得他們只是在商言商，做好本職而已。

現在，以最成功的一位董事為例——事實上，他同時是二十二個董事會的成員——在這方面已是個老手了。他努力工作，這闖闖，那試試，最終有了不錯的成就。但成功後意味著要堅持，堅持意味著要與一大批緊跟其後、搖旗吶喊的進取青年競爭，不得不拚一拚老命。同時還要積極奮鬥，渡過公司重組的危機。

在無數失眠的夜裡，苦於不能入睡而去散步；好不容易坐上飛機，本可以閉目養神，休息一下，卻擔心董事選舉的事，緊張兮兮地到處聯繫人，確定選票；最後疲勞導致胃潰瘍出血時，他仍拚命想堅持，終於支撐不住昏了過去。的確，他獲得了巨大成功——渡過了重組的危機——手握巨額股票——不愧是個真正的金融家。但是，他也因此變得神經質，整日焦躁不安——他不僅給自己創造了巨額財富，也給醫生們帶來大筆收入。

中層管理者的壓力

現在，我們再來看看管理層中部的狀況。

商業社會中，連鎖店經理人的競爭壓力，是其他任何管理職位都無法比擬的。我就認識很多這樣的經理——人很不錯，個個都很聰明、坦誠，工作也很拚命。從職員升到經理，他們經歷了嚴格的篩選過程。但是，我注意到，他們每個人雖然身居要職，卻都患有這樣那樣的功能性疾病。

比爾是我認識的人中爬得最高的，他如今已是十個行銷區的總經理。在他還是我們鎮上的

連鎖店經理時，我們總共給他做了四次從頭到腳的X光檢查，那時他已經是大病小病不斷了，例如腹痛、胃酸、便秘症狀和頻繁的嘔吐症，每次檢查是為了確定病情不惡化。每次升職，在他調到外地前，我們就給他做更進一步的X光檢查。

最後一次見到他是在芝加哥，坐在他那豪華的辦公室裡，我發現他仍有嘔吐症狀，而且一直在大量服用抗酸性藥劑。從他臉上時不時的抽搐表情中，我可以看出，他仍飽受腹痛的折磨。

又例如我認識的喬。喬是一位優秀技工，因出色表現而做了二十七個人的領班。此後，他就一直頭痛、頸椎痛和胸口痛。他的上司想要業績，而他的下屬又想忙裡偷閒。夾在中間，兩頭難做，裡外不是人。

勞工也有壓力

下面來看看生產線上的工人的狀況。亨利因嚮往工廠的工作而離開了農場。在那裡，僅僅是在生產線上把火星塞放到發動機的工作都讓他陶醉不已。後來，公司加快生產線組裝速度，於是，亨利也得加快手腳。接著，工程師又在發動機設計上多加了兩個汽缸，這樣亨利做的工作量又加大了。但他們才不會為亨利的工作著想呢。

亨利的身體每況愈下。無奈下請了一次病假，回廠後他被安排去生產壓印器的生產線上工作。兩年後，他又病倒了。現在他已經回到農場，怎麼都想不通自己當初幹嘛想去工廠工作。

在另一家工廠裡，發生了件很有趣的事——在一個廠房裡，有十二個操作員，負責研磨金屬片的機器。但那機器老是會發出刺耳的噪音。過去兩年裡，我見過四個來自那個廠房的人都得了潰瘍。想想，我真不知道有多少人因為得了胃病而辭職了呢！

憂慮和意外事故的關係

常常憂慮的人最易發生意外事故。總是有一大堆的煩惱和憂心事在困擾著你，使你無法專注做事——也許是和妻子的矛盾——也許是巨大的房貸壓力——也許是對日常瑣事的焦慮——於是，意外會頻頻發生，比如在切東西時失手切到自己，或是不小心讓一根尖頭竹竿刺傷了手臂。許多意外都發生在經常發生意外的人身上。

各行各業中壓力本質是一樣的

現代工商業界的各行各業中，都會有巨大的競爭性壓力。真正說到壓力大，還沒有哪一行的競爭壓力能真正大過新聞報導行業。一個編輯朋友告訴我，在他的報社裡，從自己到基層下屬，沒有一個不抱怨自己身體不好的。他還補充說：「除了身體狀況不好之外，我們這些人基本上都是不快樂的，因為生活、工作的節奏太快，壓力實在太大。」

商業文明是否值得我們付出健康的代價

當今生產方式得以發展的代價是什麼？用健康代價換來的財富究竟何用？當然，最好是同時有健康的身體和富足的生活！然而，不用付出健康代價就可以過上優渥的生活，這樣的好事到哪找呢？進一步的商業化給人們帶來激烈的競爭，幾乎每個工作都會給人無數情緒壓力。

競爭激烈的經濟環境，造成我們這個時代情緒性疾病的蔓延。雖然經濟進入迅速發展時期，但在某種程度上說，我們這個經濟體系是「幼稚」的——它在很多方面並不成熟。

誠然，在一定階段，它會使人們變得富有競爭力，不斷進取，始終鬥志昂揚。慢慢地走向成熟過程中，這種競爭心會逐漸平穩下來，並開始形成合作意識，更願意與人分享勝利果實，更樂於付出而不是執著於得到。但是，經濟上自我毀滅的衝動，阻礙了這種體系朝更成熟方向的發展。

成熟，即意味著一旦因為激烈的競爭而產生自私自利的想法時，理性地調整好心態，做出正確的決定。但在這樣不成熟的體系中，一旦我們成熟、理性地為人處事時，結果卻是必然失敗。任何人遵守這樣的理性準則——如友好地與人合作、為人處事先利人後利己、幫助別人脫離困境，幾乎不可能在這個經濟社會中取得什麼成功。

我知道幾個所謂經商失敗的例子——也就是說，這些人在商場上從沒有成功過，幾乎無一例外，他們都是我所見過最善良的人。

誠然，生計問題必須解決

儘管如此，我們還是得生活下去。也許你患了功能性疾病，是有理由去抱怨如今的競爭

體系太不完善。但不管怎樣，你想要生存下去，就得繼續忍受，並得適應環境，成為體系的一部分。

那麼，這樣告訴自己：把它當作一次遊戲，當作是人生的樂事來做；不要出於責任，把生活當成任務，完成就了事。要學會苦中作樂，積極快樂地「玩」工作，而不要陷入競爭的漩渦。

這樣說，並不是要你不思進取，也不是說你一定不能開豪華轎車，而是說，這樣做你就能單純地享受起在野餐中吃花生土司的快樂、大熱天吃個西瓜的快樂，即使開著吱吱嘎嘎的老舊雪佛萊車也能快樂。

也許你可能終身都住陋室一間，但是，你卻在其中享受到很多，你能健康的一直活到去參加那些把你擠下管理位置的可憐蟲的葬禮，並在心裡偷著樂一下。

■本章小結■

正如我們所知，這個國家的商業體系是滿足人民需求的最大供給者。但不幸的是，它同時也給人們帶來了巨大情緒壓力。沉重的責任、激烈的競爭和保持成功的欲望，都是高層管理者的普遍壓力來源。沒命地工作，毫無安全感，都是人走向末路的標籤。薪水太低，工作太單調，又沒有樂趣，種種問題給工人們帶來深層壓力。

長遠來看唯一好的解決辦法是，商業社會必須逐步使自己人性化，目前一些行業正在努力朝這個方向努力。

對於束縛在工作中的個人而言，最好的方法就是學會享受工作，享受生活；盡量使自己積極向上；盡量不讓工作的煩惱破壞自己的心情。人必須自己來掌控自己的情緒，而不應該讓工作來控制情緒。

簡而言之，被商業社會壓得喘不過氣的人，要有效地運用從本書中學到的方法，學會調節和掌控情緒。

Chapter 13

正確面對老去的歲月

情緒性疾病在各個年齡層的人中都很常見，而且隨著人們年齡的增加，發病率會越來越高。照理說，人步入老年以後，正應該是越來越冷靜，頤養天年的時候，但事實卻非如此。一方面是因為這些邁向老年的人必須面對周圍環境的改變，另一方面是對於年華逝去的焦慮。這種焦慮隨著年齡的增加就像滾雪球一樣，越滾越大，直到生命的終結。

老態龍鍾的人更易患上情緒性疾病

老態龍鍾的人更易患上情緒性疾病。這是因為人到老年時大多會變得缺乏安全感（包括對經濟狀況，對健康狀況以及對未來的不確定感），憂慮，失望，氣餒等。

從喬治身上，我們可以清楚地看到老年人的情緒是怎樣導致疾病產生的，也可以看出良好情緒又是怎樣使疾病往相反方向轉變的。

K．M．保曼博士是舊金山一位著名的精神病專家。當他兩年前第一次見到喬治的時候，喬治已經有六個月臥床不起了。他極度虛弱，連吃飯、上廁所這樣的小事都需要別人幫忙。

年輕的時候，喬治是百老匯的一個舞台總監。他工作非常出色，是這一行裡首屈一指的人物。他有一個兒子，長大以後，就搬到了西海岸一帶居住。喬治四十八歲的時候，妻子離他而去，劇院的生意也每況愈下。由於這樣一些原因，喬治開始酗酒，並因此丟了工作。

到七十二歲的時候，喬治已經變得窮困潦倒。無奈之下，喬治只好和兒子住在一塊。不過對兒子來說，他已經完全變成了一個累贅。他不大愛整潔，與人格格不入。我想，剛開始的時候，喬治的兒子和媳婦確實是想讓老人高興起來。不過後來，他們之間的關係，特別是喬治和

媳婦的關係越來越僵，充滿了火藥味，雙方都覺得無法忍受。於是，喬治就開始生病了，人也越發衰老。沒過多久，他就病倒在床。他們請過一兩次醫生，醫生說他得了動脈硬化和老年癡呆症。

後來，保曼博士碰巧給他看了一次病。他給喬治做了檢查，而後告訴喬治：「市政府為老年人新蓋的一個劇院剛好建完，我們需要一個在百老匯做過的舞台總監。我帶你到那兒去吧。」

就這樣，喬治被搬上了救護車，坐著輪椅來到了舞台上。兩星期以後，他從輪椅上站了起來，再過兩星期，喬治已經像個兔子一樣活蹦亂跳了。從那之後，他的身體狀況恢復得很快。

從喬治的故事中，我們可以看出，情緒壓力會導致人的衰老，所以人人都需要一個「劇院」來抵制「自然衰老」。

如今的衰老意味著什麼

千萬不要以為現在人們所說的衰老，和一百年前的衰老是一個意思。時代在變，導致人們衰老的因素也在變。

1.經濟上得不到保障

你有多麼富有？或者說等你到了六十五歲的時候，你能有多富有？隨著美元的貶值，養老金額的下降，稅收的增高，有很多人在六十五歲前就不能自己養活自己了。

工作得不到保障。可能還有一些無恥的人會這樣說：「為什麼這些老傢伙不去工作呢？」這些人沒有意識到，在如今的勞動力市場上，四十五歲以上的人就已經很難找到一份工作了。

有一個老人，六十歲了。他是個技術嫻熟的工具製造者。相比年輕人來說，他的事故發生率要低得多，他的曠職次數也少得多，而他的責任感卻強得多，也不會像年輕人那樣好鬥，引發糾紛。然而，他還是找不到工作，為什麼呢？

那是因為，作為一個年輕而又新興的國家，我們崇尚的是年輕，我們看不起（這個詞還算是客氣的說法）老年人。老年人是那些我們希望最好不再延長壽命的人，是那些盡量不要給年輕一代人帶來麻煩的人（不知為什麼，年輕人就看不到自己也有到六十五歲的那一天呢）。

某位有能力的專家發現，人越是年輕，手腳就越靈活，給公司做出的貢獻也越大。但是，他卻沒有想過，年長一點兒的人會給公司帶來更多人性化的東西；他也不明白，一個公司裡人性化的東西遠比錢財更有價值。

2.子女們漠不關心

現在，孩子們對父母沒有感情，對父母袖手旁觀是很常見的事。老人們對此痛恨異常。他們還記得，同樣是這些孩子，當他們還要餵食的時候，當他們需要保護的時候，自己花了多少時間和精力去呵護他們。而他們得到的補償就是被自己的孩子們扔在一邊，好像根本不存在一樣。

父母是為了孩子而活的，而孩子們卻是怎樣去對待父母的呢？有多少人回報過父母的愛呢？這個世界上有太多傷心的人（換句話說，他們都有著嚴重的情緒壓力），這都是因為他們在自己需要幫助的時候，被自己的孩子無情地拋棄了。

3.社會對老年人的冷漠態度

然而，不只是他們的孩子們錯了。他們周圍的每個人，都認為這些老年人是前進道路上的障礙。他們在街上走路慢，上下公共汽車也慢——對了，連死也死得慢。事實上，這些老年人已經不再為社會所需要。

千萬不要以為老年人真的感受不到人們的這些態度，也不要以為這些因素對老年人的身體健康沒有影響。這正是我努力想讓大家明白的一點。

解決這一問題的方法已經很明顯了，那就是不僅孩子要去關心自己家的老人，社會也應該給他們幫助。

4.對疾病的恐懼

老年人總是擔心自己馬上就會完全喪失工作能力，成了一個廢人。這種壓力對身體十分不利。即便一個年輕人被告知在兩年內完全喪失工作能力，也一定會陷入失控狀態，更何況老年人了。

5.對死亡的恐懼

大多數有生命的東西，除非活得異常痛苦，都希望能長久地活下去。就像愛爾蘭人說的那樣：「如果我知道我將在什麼地方死去，我肯定會遠離那個該死的地方。」

對於年輕人來說，死亡還是件很遙遠的事，現在不可能發生，但是對老年人來說，死亡離他們卻是比以往任何時候都近。到底會怎麼死呢？什麼時候會死呢？這樣的問題一直困擾在老年人的心頭。

6.失去朋友

對於老年人來說，送別朋友是一件無法逃避的痛苦——那些曾經鼓勵他們的朋友，曾經幫助過他們的朋友，還有那些對他們搖頭擺尾的小狗，都相繼離他們而去。

你有沒有試過在黃昏時分獨自一個人站在寂靜蜿蜒的小徑上，你有沒有感受到一種可怕的寂寞正將你拖入泥土之中，這樣一種深深的寂寞就好像是在說：「這就是你的全部了，你再沒有別的了。」如果你有過這樣的感受，那麼，你就理解老年人的想法了。

7.老年人簡陋的居住環境

一百年以前，有三分之二的老年人都是居住在鄉下。如今，越來越多的老年人居住在城市。由於居住環境的變化，老年人失去了人們的同情、友好和以往生活中的鄰居。而且，很多老年人還要為日益增長的房租和上漲的食品操心。

你也會遇到這樣的問題

如今，大多數人都會活到六十五歲，甚至更長一點兒。我的意思是，你也會有老去的那一天。所以，你要認真地思考下面的問題：

如果你還是二、三十歲的人，對於你的晚年生活你會做些什麼呢？現在就是最好的時間，給自己定個計畫吧。

如果你正四十多歲，或者正邁向五十歲的門檻，你已經浪費不起時間了，時間對你來說太寶貴了。

如果你已經六十多歲了，你仍然還有時間做很多事——你還能活很長一段時間。

如果你現在都七十多歲，甚至更老一點兒，你要學會滿足，不是表面上的滿足，而是內心真正的知足。

我們將在晚年的時候做些什麼

我們可以做這些事：

不論你是二十歲，還是六十歲，越早為自己制定一個六十五歲以後的成熟計畫，到了晚年的時候，你就會過得越快樂。

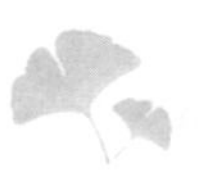

晚年的成熟，從根本上說和任何年齡階段的成熟都是一樣的——這意味著一個人活著的時候，他能享受眼前的一切。他會培養出友善仁慈、體貼關懷的個性。他也能學會妥協，學會站在他人的立場上來看問題，而不是去反對別人或是挑起紛爭。

晚年的成熟實際上意味著什麼

如果你是年輕人，現在就開始保持穩定的情緒。

一個說話尖酸刻薄，對人對事專橫霸道的老婦人，如果在她二十歲的時候這種特徵還不明顯，那麼，等到她四十歲的時候也會暴露無遺。除非對這些特徵進行有意識的思想控制，要不然，晚年的情緒狀態就會受到年輕時期個性的影響。

因此，不管你是二十歲，還是六十歲，你都要學會友善，學習去愛別人，學會樂觀，學會用眼睛去發現周圍的快樂。這對於我們來說並不費事。

縱觀我們一生，我們都有這樣的選擇權——不管我們在二十歲、四十歲、六十歲，或是八十歲——穩定、順從、充滿信心和決心、樂觀地面對生活，還是吹毛求疵、愛抱怨、擔憂、焦慮地對待生活。

選擇權就在你手裡——現在就開始做決定吧！

1.為將來的經濟狀況做打算

定期地存錢能夠增加退休後的收入。如果有必要的話，還可以縮減現在的生活開支。

2.為今後居住的地方做打算

當你步入老年的時候，你是不是有房子住？或者你付不付得起房租？

3.培養廣泛的興趣愛好

培養出一些業餘嗜好，比如園藝、耕種，或者其他一些可以讓你在退休之後發揮餘熱的嗜好。

如果你已經進入了晚年時期：

對那些不可避免會發生的事要做到順其自然，大方地接受命運帶來的任何東西。

不管什麼時候，如果老朋友離你而去了，設法去找一個新朋友。生活是空洞乏味的，還是豐富多彩的，完全在於你自己怎麼做。

思想要靈活，要隨機應變，避免偏見，不要因為別人年輕你就去嫉妒他們。

穿著要整潔乾淨。即使衣服上有破損的地方也要將其仔細地縫補好。保持良好的禮貌態度。

不要遊手好閒。要像追求你的事業一樣去培養一些興趣愛好。

最重要的是，保持個性的樂觀和開朗。用微笑和友好的話語問候別人。除非別人聽不見你說話，你自己也聽不見自己說話，要不然就不要抱怨。

永遠也不要告訴自己你有多累。告訴自己你正在做的事正是你想做的。

不要擔心死亡，每一個人都會有那一天。

■ 本章小結 ■

那些六十多歲、七十多歲，甚至更老一點兒的人，不僅沒能享受這一段黃金時光，反而遇到了很多會產生情緒壓力的問題。比如，經濟上得不到保障，工作得不到保障，孩子們對自己漠不關心，對疾病的恐懼，對死亡的恐懼，失去朋友，簡陋的居住條件，還有社會對老年人廣泛的冷漠態度。

如果你還年輕，那就要從現在開始，為晚年時期的經濟做打算，為今後住的地方做打算，並且培養出一些新的興趣嗜好。

如果你已經進入了晚年時期，那麼，你就要學會發自內心的滿足——即使從表面上看來，沒有什麼值得滿足的。

對於不可避免會發生的事，你要學會順其自然。如果老朋友離你而去了，就去找一個新朋友。思想要靈活，要學會適應新的東西。不要批評年輕人。穿戴要整齊；保持樂觀的個性，並用微笑來問候周圍的人。如果需要，就坐下來休息一會兒，但是，別告訴自己你有多累。至於死亡——這難道不是每個人都要面對的嗎？

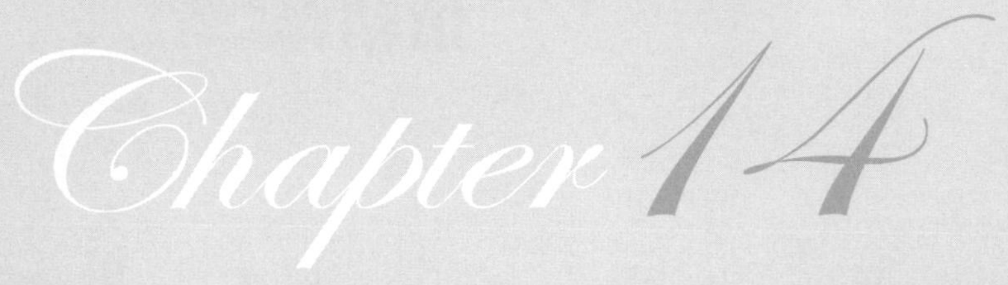

心理健康的基石：人類的六大基本需求

一些得了情緒性疾病的人，根本沒有意識到情緒會是他們生病的主要原因。這些人常常受多種多樣的不良情緒困擾，因為他們基本的心理需求未得到滿足。

人類有六種基本需求—六種心理渴求—內心深深渴望擁有的事物。若有一種渴求沒有得到滿足，內心深處就會滋生不安，需求得不到滿足使得生活充滿了失望。

這樣的人也許會很好地適應環境，在人前裝得很開心的樣子。但是，在他內心深處，有著噬人的渴望，因為一個或多個需求得不到滿足，讓他內心極度空虛痛苦。

人類的第一大基本需求：愛的需求

每個人（即使是那些看起來憎恨別人的人）都渴望愛、需要愛——他希望得到別人的愛和他人的最大關心。愛會使我們感到受重視和存在的價值，使我們感到在大千世界、芸芸眾生中有自己的位置。

這一需求的及時滿足能給我們帶來溫暖、充實和美好，否則生命將繼續枯燥乏味。如果沒有來自他人的愛，沒有來自另一個人的關懷，人的內心就會有個巨大的空洞，充滿了憂傷和孤獨，最後人會產生厭世情緒。這些不健康的情緒將一直伴隨你，日日夜夜，破壞你生命畫板上的所有美景。

1.愛的缺乏通常都始於童年

許多不幸的人童年開始就感受到沒有愛的痛苦，因為他們運氣不夠好，出生在沒有愛的家庭。父母總是彼此挑起一場又一場的冷戰，有時候戰況變得異常激烈，彼此怒目相向，甚至還會砸一兩個盤子作為收尾。他們彼此發洩不了的怒氣，就繼續在孩子身上發洩。

孩子呢，則是邊模仿邊學習，以為不停的口角、爭吵、惡言惡語和仇恨就是家庭的常態，於是，兄弟姊妹相互之間也大戰幾個回合。每個人都覺得自己被追得無路可退了，被剝奪了權利，感到孤獨無助且躁動不安，並隨時備戰。

這些人終其一生都無法體會有一種東西叫「愛」，也永遠不知道世上有人懂得愛。但是，對愛的心理需求是當下存在的，他們將永生渴求，狂躁不安地嘶聲吶喊地渴求愛。他們是不會快樂的。

奇怪而可悲的是，他們並沒有意識到這一點，當然，也不知道愛的匱乏是他們焦躁不安的最根本因素。

這樣的現象並不希奇。即使是在一些貌似幸福的家庭，我們也能見到它產生的不良後果（即功能性疾病和生活不幸福）。

弗娜是個美麗的女孩，母親在她還是嬰兒時就去世了。父親一直以來對她的關愛微乎其微，甚至還把她送到了育幼院裡。在那裡，弗娜所經歷的，更多是虐待和心理折磨，而不是愛。到了十五歲的時候，她遇見了尤金，獨生子，家庭富裕，但他的母親自私自利，一直對他保護過度。

尤金著迷於弗娜性感的氣質而非其他，於是，人生第一次（也是唯一一次）他做了件違背母親心意的事——與弗娜私奔了。弗娜在育幼院時就沒有得到任何愛，在成為尤金的妻子後，更沒有感受到一丁點愛。尤金的為人太自私，以自我為中心，又太依賴母親，以至於根本沒有愛妻子的能力。尤金的母親住的地方離他們只有幾個街區，她恨弗娜取代了自己在兒子心中的地位，絞盡腦汁地想要控制尤金，並挑撥兩人的關係。

時間一年年過去。孩子出生了，這位祖母又在孩子身上下功夫，讓他們討厭自己的母親。她成功地做到了，弗娜十六歲的女兒經常掛在嘴邊的一句話就是——我恨妳！

對弗娜來說，愛的匱乏還不是她內心唯一得不到滿足的需求，還有一些其他的因素，比如，絕望的空洞深淵。弗娜患了多年的功能性疾病，最後逐步惡化，病入膏肓到完全無行為能力。當醫生向極其困惑的丈夫和婆婆解釋病因時，他們表面上裝出了一副關心的模樣。但是，弗娜知道這都是假裝的。唯一能解決問題的方法就是弗娜離開這個家，自己重新生活。

有個女孩情況比弗娜還要糟糕。她生長在充滿愛的家庭氛圍中，但結婚後發現自己嫁了一個像一塊冰冷的木頭般、根本沒有能力去愛別人的男人。這些丈夫（這樣的人很多）忘記了自己的妻子也是有感情、有需要的普通人。

這些人除了滿足自己的感情和需要之外，根本不去費心思了解別人的感情和需要。他們在

某方面永遠長不大，心智不成熟。即便是他們有能力去愛，也不去愛自己的妻子。其實，木頭人表現出對妻子的愛是很容易的，且每天有多種多樣的小方法可用。一個擁抱、輕輕一吻、一句幽默，對其外表的一聲讚美，或對晚餐的讚賞，都會讓妻子乾旱的心靈盛開出美麗的花朵。

最後，他不得不為他所引起的功能性疾病支付高額醫藥費——當然，這些也是對這個大傻瓜有好處的。但盡管這樣，他還是針對妻子，責備她生病浪費錢，卻不知這病因就是他那不成熟的愚蠢行為。這樣的男人，是已婚女性得功能性疾病的最大原因。

2.性愛的重要性

我們所謂的愛，即愛情，是個複雜的東西。它由多種元素組成，其中一部分就是對性愛的需要。在任何婚姻裡，夫妻感情與性愛是緊密聯繫在一起的。如果夫妻性愛不契合、沒有激情、彼此不能滿足，那麼，婚姻將很難契合、美滿而有激情。

如果，因為種種原因，婚姻中從來沒有性愛，或者隨時間流逝，夫妻對性愛的熱情消退了，那麼，夫妻中至少有一人會變得焦躁不安，感到不滿足，愛發牢騷、易怒，且怨天尤人。這種情況導致的功能性疾病很難治癒，因為病人往往不願吐露心聲，因此也就無法治癒。有時候這種病無論如何都很難治好，且會造成奇怪的病症。

例如，T女士背部下方患有很嚴重的纖維組織炎，她跑了好多家診所和醫院都沒有治好，一般的治療方式對她都沒有效果。

T女士是個職業婦女。她和丈夫的工作職位都不錯，責任也很重大，因而兩人幾乎總是工作優先於生活。他們工作完回到家（家務由管家打理），只把家當作吃飯和休閒娛樂的場所。逐漸地，他們的性生活越來越少，興致也越來越低，一部分原因是T女士總傾向於為了職業反對性愛，另一原因是T先生在秘密情人那裡已經得到了滿足。

起初，性生活的缺乏，T女士還是很開心的。後來，她得了纖維組織炎，雖然表面上看與她缺乏性生活無關。但是，隨著自己也投入了情人的懷抱，並且人生中第一次感受到性愛帶來的滿足感，她的纖維組織炎就神奇地不治而癒了。

由於自己的職業，也出於對丈夫的深深愧疚感，T女士有時會試圖克制自己不去找情人。但是，每次這樣一次小插曲之後，纖維組織炎又會復發，只有當再次偷情後病症才會消失。

很多其他的案例都表明，婚姻中性愛的不和諧是造成一方或雙方功能性疾病的主要原因。

3.老人也需要愛

因愛的需求得不到滿足而飽受痛苦的一群人是老年人，當他們深愛的、也深愛他們的另一

半被無情的死神帶走後，他們不得不獨自一人繼續走很長的路。

一個老人失去了深愛他的妻子——也是唯一愛他的人，於是媳婦開始照顧他，媳婦總是公開地表示或隱隱地暗示，他是一個「我們不得不去忍受、去照顧」的人。所以，老人最後的一段人生就在刻薄婦人的嫌惡中渡過，其子女也助紂為虐，老人的兒子則是無動於衷的態度，默許了妻子這種行為。

許多老年人身上表現出來的病症，表面上看，似乎是老年階段的典型性衰退疾病，事實上卻是功能性疾病，是日日夜夜的孤獨、絕望和悲傷情緒造成的後果。

人類的第二大基本需求：對安全感的渴求

佛洛伊德說過，人最需要的是被愛。阿德勒（Alfred Adler）則說人最需要的是使自己有價值。而榮格．卡爾．古斯塔夫（Carl Gustav Jung）則說人最需要的是安全感。所有這些都是有理有據的。人是複雜的，需要的東西很多。

生活要有安全感，我們必須有足夠的金錢來購買你當前和未來人生所需要的生活必需品；

自身的權利受到政府公正的保護，不受敵人和暴政的威脅；確定人生中不會有重大疾病或毀滅性的災難；身邊總有人能幫助你渡過困境。

因為不可能有百分百的安全，許多自尋煩惱的人總會為那百分之幾的不安全因素感到焦慮，使生活失去平和。他們為可能患上癌症而憂慮，簡直比活在地獄裡還要痛苦。他們堅決認為，各種各樣的災難總是近在眼前。

當然，這樣的人永遠不懂什麼才是真正的安全感。因為時刻缺乏安全感，他們生活在痛苦當中，精神上、身體上都飽受折磨。他們大都患有嚴重的功能性疾病。這些人的問題在於他們總是不停地在擔心。

總是感覺不安全的人常常掩飾這種感覺，甚至還會自欺欺人。但是，他總會不自覺地流露出他內心的不安——至少他的肢體語言是這樣告訴我們的。

一個經理也許會對其職位缺乏安全感，因為能幹的青年總是不斷出現，直追上來。人也許會對生活本身缺乏安全感——戰爭中的男孩和納粹軍隊中的猶太人，都對生活環境缺乏安全感。一個女人在丈夫提出要離婚時會感到缺乏安全感。一個男孩在學校裡受大個子同學威脅時會感到不安全。任何人在困境中都會缺乏安全感。

我們生活環境的多變，造成越來越多的人對生活缺乏安全感。儘管我們努力把這種感覺拋諸腦後，但這些不安全感還是會引發一些單調乏味的不愉快情緒，從而導致功能性疾病。

進入老年後，人們面對的一個普遍問題就是不安全感。他們害怕疾病，尤其是致殘性的疾病。很多人還擔心經濟上不安全。面對死亡會帶來的後果，許多人也感到不安全。因為一旦老年人失去愛的人，從而失去平日生活的依靠、失去扶持的時候，必然會感到不安全。

因而，對老年人來說，除了愛的匱乏，還加上了缺乏安全感，本應溫和舒適的老年生活，一下子變得殘酷可怕。當比賽接近終點，選手快要跑到終點的時候，一路上應該有觀眾的歡呼喝彩，但相反，一路上卻是麻木不仁的人的嘲笑和社工單位的盤問。

許多家庭無法給家人安全感是因為丈夫的無能——也許因為酗酒、懶惰，也許是由於運氣不好，無法發揮才能，但這些藉口只能減輕情緒壓力，而無法從根本上解決問題。即將失去家庭、財產和名望更讓人頭疼，會造成腸胃系統的混亂和一系列其他的功能性疾病。

人類的第三大基本需求：表現創造能力的需求

正在堆積木的小孩、正在縫窗簾的主婦、正在規劃新公司的金融家、正在寫詩的女孩、正在建造房屋的工匠——都感受到巨大的滿足，滿足於自己用粗糙的材料創造的新事物中。

任何人，如果不能在閒暇或工作時表現得有建設性的話，就不能夠擁有真正的幸福。我們每個人都想跟上世界的步伐，並且感覺自己是萬千世界的一部分，這是很自然的事。這種表現自我創造力的願望如果不付諸於行動，就會轉變成越來越令人不快的、擾人的不安情緒。但是，一旦這種願望付諸於行動，就會帶來巨大滿足，以及行動和創造的內心喜悅。

創造性的行為不應受到阻礙。一旦有強烈創造欲的人受到阻撓，他會有巨大的挫敗感。例如，有個叫艾瑟爾的女孩，我認識她是因為她患上了功能性疾病，生病原因主要是她的創造性被扼殺了，就像一個花苞，還沒開就被家人折斷了。

艾瑟爾和羅傑結婚了。他們都是有很好家庭背景的孩子，人品也都不錯。從高中到大學，對未來的家庭和家人，艾瑟爾一直有著美好的規劃。在她和羅傑結婚時，國家的經濟狀況很糟糕，羅傑的父母就讓這對新婚夫婦搬到自己家的一樓居住。後來，他們住進了二樓。

艾瑟爾的婆婆是個體貼的人，表現圓滑得體，又對艾瑟爾很友好。她小心翼翼地暗示艾瑟爾應該怎樣做窗簾。艾瑟爾本人很感激婆婆的建議並欣然遵從指導。這位婆婆看到艾瑟爾欣然接受建議，因此受到了鼓勵，提出更多的建議。

當艾瑟爾生了孩子後，婆婆更是積極地插手進來。雖然不動聲色，但艾瑟爾內心深處，開始滋生一種感覺，她事實上變成了羅傑家的一員，沒有建立自己的家庭，也沒有自己養育孩子。她的夢想消失得無影無蹤。

更糟糕的是，她一旦想要走出這個困境，就不得不表現得極端不禮貌，且會使全家人痛苦。艾瑟爾逐漸有了越來越多的挫敗感，身體健康也每況愈下。於是，這又變成另一種資訊，讓這位婆婆覺得自己更需要介入幫助。結果，這位婆婆就成了兩個家庭的「母親」。艾瑟爾則是病情加重。

由於羅傑和父母都是聰明人，所以醫生能讓他們最終明白艾瑟爾的困境。他們可以了解到，艾瑟爾最需要的是做她一直想要做的自己。她必須有空間來創造自己的家庭和養育自己的孩子。於是，艾瑟爾和羅傑搬出來，住到了一起規劃好的新家裡。那之後艾瑟爾就逐步恢復了健康。

有許多人像艾瑟爾一樣深感煩惱和挫敗，因為他們沒有能夠按照自己的願望去做或創造想要的東西，這種願望也許在他們幼年時就已形成了。這些人表面看來或許很快樂，但是，他們內心深處絕不快樂——他們的內在動力因為受到阻撓而變成了躁動的、得不到滿足的嚮往、焦慮和失望，最終，也許連自尊都喪失了。

人類的第四大基本需求：被認可的需求

每個人的內心都有種需求，希望自己和自己的努力能受到他人的重視——尤其是那些我們為之努力的人的重視。

每個人都需要被某人認可——他的存在是重要的，他所做的是有價值的。

經常發生這樣的事：當一個人覺得自己的努力沒有受到應有的認可和重視時，就算職位再好，他也會放棄。他感到憤憤不平，因為儘管他做的工作遠遠超過了職責所需，並表現出色，卻沒有任何一位上司或是同事認可他的工作。他渴望被認可的內在需要受到嚴重打擊，所以選擇離開。

1. 不受感激的家庭主婦

再想想家庭主婦的狀況。事實上，家務事是最沉悶乏味、耗費時間精力的工作，從這個角度來看，當家庭主婦是最困難的工作。但是，日復一日、年復一年，大多數家庭主婦從來聽不到隻字片語的認可。

她們的存在，洗衣煮飯的工作對於丈夫和孩子來說，彷彿是天經地義、理所當然的事。餐桌上，飯菜一準備好，大家就自然地埋頭吃飯，沉默不語，表情彷彿在說：吃飯時間終於到了！每個人都以為房間是自己變乾淨的，他們掉了的東西會自己恢復原位；乾淨的衣服是自動跑到衣櫃裡的；家裡本來就是這麼舒適的，根本不需要任何人的精心打理。

工作難度大，缺乏認可，又不受感激，大大加大了家務事工作的難度，可以說這是世界上最具挑戰的工作。丈夫不滿意自己在工作上得不到認可，可以辭職了事，家庭主婦卻不能因此不幹了。但是，在內心，她越來越強烈地感受到工作不被認可的失望。頻繁的家務事伴隨著極度的疲憊感，其中大部分則直接來源於缺乏認可的心理空洞。她感到極度疲憊，就好比一個人被分派去做一個無活力、無意義的苦差事一樣。

2.遭到忽視的老人

同樣在老年人中也有缺乏認可的問題。

一個老人的生活，隨著身邊朋友的相繼去世，原本那些對他工作的認可、對他本人的肯定，也都一下子消逝了。友誼最重要的一個因素是彼此的肯定和認可。一個人若沒有朋友，那麼，他只能純粹靠自己的能力來滿足被認可的需要，而對於在原來行業中已找不到工作的老人來說，這個途徑已不再可行了。

周圍的人總認為人老了就等於是沒了能力，於是總會因為他們老了而覺得他們不再值得尊敬。尤其這個老人又很窮時，他就更被視為社會的包袱。如果他很富有，就又成了一個可搜刮一筆的對象。不但不給予肯定，反而把老人當作廢物——一個已經消耗殆盡、隨時會消逝的生命。

一個曾經勇敢、充實地活著的人，在年輕時有過一番惠及後代的作為，老了卻常常被社會冷漠無情地拋到一邊，雖沒有真正的明槍明打，但也是一陣精神迫害。認可沒有了，讚譽消退了，只剩下一個孤獨的老人，不被任何人需要。對認可的竭力渴求帶來的不良情緒更是加速了死亡的到來。

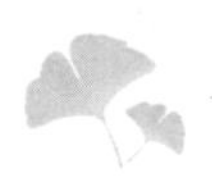

3.愛護但不寵壞兒童

在一個小生命開始之初，認可的重要性一如愛的重要性。聰慧、進步的孩子總是擁有很多的認可和稱讚——以至於他可能沉溺於其中而無法讓自己的頭腦保持清醒，從而無法真正認清自己。也許終此一生，他都自恃過高。

另一方面，遲鈍、笨拙的孩子對認可的需求也許被完全忽略了。儘管步履蹣跚，缺陷多多，但他還是努力地想做一些事情來獲得別人的肯定。

他和我們一樣，都渴望被認可。然而，身邊的人對此的反應僅僅是覺得他再怎麼努力都註定會失敗。他覺得自己總是比不上他的兄弟姊妹，唯一得到的關愛只是不斷的行為管教，很少聽到稱讚之詞，於是，他越來越感覺自己無能。他的自尊心逐漸喪失，也許永遠無法再恢復。他的心中滿是痛苦和不安，甚至會故意做些壞事來引起另一種重視。他成了註定要失敗的人，因為他的努力從來沒有得到認可。

人類的第五大基本需求：對新體驗的渴望

人一旦被困在一個枯燥單調的日常事務中，就不可能不感染上不良情緒，也必然會患上功能性疾病。任何一種工作，只要做的時間一久，就會在一定程度上變單調。然而，即使是做最單調的工作，只要想到前路雖漫漫，但有新體驗在等待，這樣的單調也就可以忍受了。正如一位家庭主婦說的那樣：「如果不是期待著下個月可以到黑山（Black Hills，美國南達科他州的風景區）去旅行，我恐怕就要以聲嘶力竭的尖叫來發洩了。」

如果當一天開始時，你不懷希望，也沒有一點振奮人心的東西值得去期待，那麼，這一天你將心情極糟。即使是到市場去逛上一圈也可作為一種鼓舞，更不用說一次輕鬆的談話或是遇見一位有趣的朋友。

這裡，家庭主婦毫無疑問地又是處於最不幸的境地。每天的日常生活，帶給男人們更多的變化，有更多的機會去體驗新事物。他走出家庭，走出社區去工作，認識新的人，與新朋友交談，甚至他的工作本身也是包含了許多有趣的新內容。對他的妻子來說，這樣體驗新事物的機會卻是沒有的。

缺乏新體驗的生活能造成嚴重的功能性疾病，在我接觸過的案例中，最好的例證就是S女士。我第一次見到S女士時她才二十六歲。她和母親住在一起，因為S女士當時已經臥病在床將近三個月了。每次她想要起床時，就感到暈頭轉向，因而不得不重新躺下。很明顯，她呼吸不正常。記得第一次受邀去給她看病時，我有事纏身，所以，派了一個在我的醫院實習的學生去。

「哦，年輕人，你能確診我肯定得的是換氣過度！」這個小夥子很聰明，應對得很好。到那時為止，已有很多醫生診治過S女士，這些醫生診斷結果多種多樣，有稱是「貧血症」、「婦科病」，甚至還說是「心臟病」。因此，除了感到洩氣之外，她也很困惑。

S女士從小就資質平平——這也就意味著她的基本需求只能勉強得到滿足。二戰期間她結了婚，並很快生了兩個孩子。她丈夫退役後，就找了個開車的工作，負責把經銷中心的麵包運到周邊的小鎮。他總是凌晨兩點就去上班，到中午才回來。

當時房子很少又貴，但他們還是找到了一棟房子，租金很便宜。房子離最近的小鎮有六英里路，廢棄多年、土綠色，位於杳無人煙、滿是岩石、光禿禿的山頂上。在那樣一個淒涼恐怖的環境裡，沒有鄰居做伴，有的只是幾個破舊的房間，幾乎都沒什麼傢俱。S女士竭盡全力地想讓這個家像樣一點，並以積極快樂的心態養育兒女。

由於丈夫需要大量睡眠，而孩子又還小，所以，夫妻倆晚上要出門娛樂一下的時間都沒有。此外，出門也不太方便。每天丈夫凌晨早早離開後，S女士獨自帶著孩子住在如此荒涼的地方，她總不免感到害怕。即使養了條看門狗，也沒有帶來多少安慰。那些風化的棕色岩石在白天更讓整個環境顯得荒涼沉悶。

如果丈夫能有一點點關心、理解和同情，那麼，他也許能明白這樣的境況對妻子來說意味著什麼。但他只是整天到處運著他的麵包，和其他卡車司機、工人開玩笑，看他自己的世界，做他自己的事情。而S女士根本無法離開那個地方，因為她丈夫得把車開去工作。

當妻子的抱怨越來越多，病情越來越嚴重時，他反而感到驚訝和不高興。妻子去娘家待的時間越來越長，他就覺得他合法擁有的家庭被剝奪了。他甚至責怪妻子看病花了那麼多醫藥費。最後，當一個醫科學生發現S女士的真正病因時，S先生還覺得醫生的解釋只是不現實的想像和臆測而已。

但後來，當他發現對症的治療的確收到了成效，妻子慢慢有所改善時，他才開始關心妻子的需求。當他們搬了家，在一個美麗的小鎮上買了房子，有種著樹的院子，友好的鄰居，孩子

們有了喜歡的玩具，S女士就逐漸恢復到了以前的樣子。這些變化雖小，但是，對於S女士卻足夠了。

正如我說過，S女士是個正常人——她擁有良好的自我恢復能力。完全沒有可能體驗到新事物，再加上缺乏安全感、沒有關愛、惡劣壓抑的居住環境，都是她臥床幾個月的罪魁禍首。一旦環境改變了，她就會好轉了。

人類的第六大基本需求：自尊心的滿足

儘管有失望，儘管一個人在生活中會經歷各種或大或小的失敗，然而大多數人都能夠積極地想著好的方面，這樣才有勇氣繼續向前。也許他真的沒有什麼能力，在其他人看來，缺點遠遠多過優點，但是，他自己卻能找到某一領域來實現他的個人價值——這至少是對不公正批評的反駁。

一個人盡職盡責卻被炒了魷魚，或者被那些心存善意的人責備了。又或者，因為一場大災難，一個人失去了他一直為之努力奮鬥的一切，他都會隨即感到彷彿變得一無所有，感到失敗和極度空虛，覺得自己完了。

經過一段時間，他的自信——感覺自己最終會有所作為的信念又逐步恢復過來。也許這種信念已有了一點裂痕，有了一點缺口，但他的自尊心又重新建立了。他幾乎沒有覺察到這些裂痕。

也有人會連最後的一點自尊心也喪失掉。他們認為自己在任何方面都是個失敗者，已經沒有什麼值得嘗試或努力的了。他們感到這個世界上沒有自己的位置，自己無足輕重，沒有存在的價值，沒有能力、判斷力，也沒有未來。過去的人生中除了罪孽和失敗再不剩什麼了。這些人所感到的絕望就像個無底洞，沒有底線。他們是世界上最悲慘、最病態、最可憐的人。這種自尊心的完全喪失狀態我們稱之為抑鬱症。

我認為有兩種類型的人最容易喪失自尊心，患上抑鬱症。一種人是自信心和自尊心都極為強烈，但事實上卻沒有相稱的能力。另一種人是年輕時就形成了強烈的自卑情結，從未走出這一境況，最後，在一連串的失敗中放棄自我。

抑鬱情緒在人生任何階段都有可能出現，但是，最常見是在中年時期。在那段人生裡，當人回顧過去，發現一個顯然的事實，即自己現有的成就，根本沒有達到預期計畫和希望的要

求，於是，信心縮回去了。這一點不僅僅將增加抑鬱情緒，而且，如果再遇上一兩次挫折，所剩無幾的自尊心就會蒸發消失了。

約翰．迪奧一直是個自信的男人，很喜歡自吹自擂。他總是批評別人的政治或宗教觀點，並要「糾正他」。這個毛病使他在任何一個辦公室裡都惹人忿怒，尤其是約翰的頂頭上司，因為約翰總是覺得自己的能力遠在其上。

四十歲的時候，約翰．迪奧狂怒地衝出辦公室，他辭職了。而且，是他炒了老闆的魷魚。那時候工作還很容易找，因此他很快就進了一家更大的公司，他以為在那裡他的能力將得到認可，也會得到豐厚的回報。

但是他再沒有升過職。他的政治觀點開始變得尖銳。他開始對每個人都尖酸刻薄。當他五十六歲的時候，有一天，公司老闆冷靜地告訴他，他沒有必要再待在這個公司了。這時，工作沒有第一次那樣好找了，在他找到工作之前，他真正警覺到，也許他再也找不到另一份工作了。他的妻子，一直就是個難相處的人，這時更是沒日沒夜地責備他。

約翰最後被完全擊垮了。開始意識到以前對自己的認識真的錯了。他曾經引以為豪的優點，現在看來是一種幻覺。他夢想實現的目標，早已不見蹤影。他將來唯一能依靠的只剩下社工單位了。約翰陷入了嚴重的抑鬱狀態，並被送進了療養院，由國家出錢供養。

在這個問題上，有很多種不同的境遇。有時候一個人的失敗是毋庸置疑的，但有時候失敗並不是像失敗者想像的那樣嚴重。

不管在哪種情況下，關鍵是自己有沒有足夠的自信重新站起來，繼續努力，不能總是處於一種自我打擊的狀態中。

比起其他任何一種基本需求，喪失第六種心理需求會導致更明顯、更直接的後果。其他五種需求得不到滿足會導致茫然的焦慮和不安的慌亂情緒，但喪失自尊心則會造成嚴重的抑鬱症。

如果能認識到問題之所在，控制自己的情緒，徹底的失敗感會漸漸地消失，經過幾個月或幾年後，一個人總能再次恢復自尊自信，重新成為於國於家有用的人。

怎樣滿足你的基本需求

好好想想，看看你的生活中這六種心理需求有沒有得到滿足。問問自己：在我的世界

裡，我：

1.是被別人愛著，還是孤身一人，不被需要？

2.生活有安全感，還是整日在擔心工作、財務、社會地位和法律地位問題？

3.在我的工作、業餘嗜好中，是充分展示了自己的創造才能，還是只是庸庸碌碌？

4.有無獲得同伴、朋友的認可和肯定？

5.總是在期待新生活、新體驗，還是只是個老頑固，終日禁錮在老一套事物中？

6.擁有自尊自信，還是自我評價在不斷下降？

你完全可以直率、坦誠、客觀地回答這些問題——這是你給自己的答案：

1.如果你的處境類似於弗娜，世界上沒有一個人真正在乎你，最好的補救辦法是愛你身邊的人，你希望別人怎樣對你，就先這樣去對待他人。要記住，成熟的一個要點，就是要抱有付出而不是得到的態度。愛身邊的人，多行善事，尤其對那些意想不到的人，這是種巨大的滿足感。

2.如果你缺乏的是安全感，果斷決定你要怎麼來對付這種狀況，並馬上停止反復思量。如果你沒有辦法增加自己的安全感，那麼，即使擔心焦慮也無用，本來情況就夠糟糕的了。

3. 如果你缺少的是表現創造能力的機會，如果你覺得自己沒有做成什麼事，也沒有創造什麼新東西，感到自己就像一台機器，做僕役似的工作時，投入到緊張的工作中去，別再讓這種感覺侵蝕你的靈魂。

嘗試一些你一直渴望去做的事情，獨立地努力完成它，或者去參加最近的職業培訓學校或成人教育中心，選修一門可以發揮創造力的學科，你也許會感覺到像重生一樣。

4. 如果你渴望的是認可和重視，別再停留於渴望，要知道自己為別人所做的已經做到最好了，要這樣慰藉自己，同時要給予別人重視和認可。

女士，如果妳丈夫讀到這本書，這個呆瓜也許明天就會給妳一點稱讚認可之詞：「親愛的，今天的晚餐太棒了！」這種感覺一定很好，對不對？但是，即使妳沒有得到他的認可，妳也可以告訴他：「弗瑞德，你今天看起來好極了。我嫁了個英俊的丈夫。」他一定會喜歡妳這樣說，而妳對他的認可，對妳自己也同樣有幫助，也許有一天他就會投桃報李了。

5. 如果你整天做苦工，困在一大堆瑣碎沉悶的日常事務中，那麼就用任何方法，擺脫這一

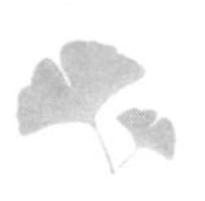

切，去找點樂子，體驗一下新事物吧。你應該總是期待並計畫好新生活。買些新東西，做些振奮人心的事，參加些有趣的活動，到沒去過的地方去走走。現在，馬上就行動，開始你的新體驗吧！

6. 如果你最近自尊心受挫，謙卑地平靜一下自己的心情。不要勉強去做得太多，也不要自恃太高，就做個普通人。世上普通人很多——是所有種類的人中最多的。林肯總統也是個謙恭的平凡人，一如你我。因此，笑面人生吧！控制你的情緒，用鎮定、勇氣、決心和快樂來代替那些失敗、失望、無用的壓力情緒。我們都是很優秀的！上帝保佑！

本章小結

人人都有六大基本心理需求。如果一個人的生活中，任何一種需求沒有得到滿足，那麼他的生活就會不快樂、緊張和不安，而且還不明所以。這些需求是對愛、安全感、創造力表現、認可、新體驗和自尊心的尋求。

如果你缺少愛——向別人付出你的愛。

如果你缺乏安全感——沒有必要憂慮，憂慮只會使情況更糟；要樹起健康的情緒旗幟。

如果你缺乏表現創造力的機會——開始去尋找，沒有什麼能阻攔你。

如果你缺乏別人的認可——先給予別人認可，你也會得到認可。

如果你缺乏新體驗，新生活——走出去，尋找新體驗；時刻為新生活做好準備。

如果你喪失了自尊心——記住：你跟我同樣優秀，而我們跟他們也同樣優秀！

情緒決定你的健康
無病無痛快樂活到100歲

作　　者　約翰・辛德勒（John Schindler）
譯　　者　楊玉功、張嬌、張丹鳳、徐露丹

發 行 人　林敬彬
主　　編　楊安瑜
編　　輯　李彥蓉
美術編排　帛格有限公司
封面設計　101廣告有限公司

出　　版　大都會文化事業有限公司　行政院新聞局北市業字第89號
發　　行　大都會文化事業有限公司
110台北市信義區基隆路一段432號4樓之9
讀者服務專線：(02)27235216
讀者服務傳真：(02)27235220
電子郵件信箱：metro@ms21.hinet.net
網　　　址：www.metrobook.com.tw

郵政劃撥　14050529 大都會文化事業有限公司
出版日期　2010年6月初版一刷
定　　價　250元
ISBN　978-986-6846-92-2
書　　號　Health⁺27

4F-9, Double Hero Bldg., 432, Keelung Rd., Sec. 1,
Taipei 110, Taiwan
Tel:+886-2-2723-5216　Fax:+886-2-2723-5220
Web-site:www.metrobook.com.tw
E-mail:metro@ms21.hinet.net

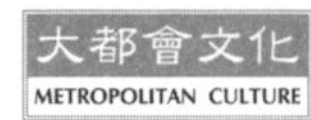

國家圖書館出版品預行編目資料

情緒決定你的健康—無病無痛快樂活到100歲
/ 約翰.辛德勒(John Schindler)著；楊玉功等譯.
-- 初版. -- 臺北市：大都會文化, 2010.06
面；　公分. -- (Health⁺; 27)

譯自：How to live 365 days a year
ISBN 978-986-6846-92-2 (平裝)

1. 健康法　2. 長生法

411.1　　99008497

大都會文化 讀者服務卡

書名：情緒決定你的健康—無病無痛快樂活到100歲

謝謝您選擇了這本書！期待您的支持與建議，讓我們能有更多聯繫與互動的機會。

A. 您在何時購得本書：______年______月______日

B. 您在何處購得本書：____________書店，位於____________(市、縣)

C. 您從哪裡得知本書的消息：

1.□書店 2.□報章雜誌 3.□電台活動 4.□網路資訊

5.□書籤宣傳品等 6.□親友介紹 7.□書評 8.□其他

D. 您購買本書的動機：（可複選）

1.□對主題或內容感興趣 2.□工作需要 3.□生活需要

4.□自我進修 5.□內容為流行熱門話題 6.□其他

E. 您最喜歡本書的：（可複選）

1.□內容題材 2.□字體大小 3.□翻譯文筆 4.□封面 5.□編排方式 6.□其他

F. 您認為本書的封面：1.□非常出色 2.□普通 3.□毫不起眼 4.□其他

G. 您認為本書的編排：1.□非常出色 2.□普通 3.□毫不起眼 4.□其他

H. 您通常以哪些方式購書：(可複選)

1.□逛書店 2.□書展 3.□劃撥郵購 4.□團體訂購 5.□網路購書 6.□其他

I. 您希望我們出版哪類書籍：（可複選）

1.□旅遊 2.□流行文化 3.□生活休閒 4.□美容保養 5.□散文小品

6.□科學新知 7.□藝術音樂 8.□致富理財 9.□工商企管 10.□科幻推理

11.□史哲類 12.□勵志傳記 13.□電影小說 14.□語言學習（_____語）

15.□幽默諧趣 16.□其他

J. 您對本書(系)的建議：

K. 您對本出版社的建議：

讀者小檔案

姓名：______________ 性別：□男 □女 生日：____年____月____日

年齡：□20歲以下 □21～30歲 □31～40歲 □41～50歲 □51歲以上

職業：1.□學生 2.□軍公教 3.□大眾傳播 4.□服務業 5.□金融業 6.□製造業

7.□資訊業 8.□自由業 9.□家管 10.□退休 11.□其他

學歷：□國小或以下 □國中 □高中／高職 □大學／大專 □研究所以上

通訊地址：____

電話：（H）______________（O）______________ 傳真：______________

行動電話：______________ E-Mail：______________________

◎謝謝您購買本書，也歡迎您加入我們的會員，請上大都會文化網站 www.metrobook.com.tw 登錄您的資料。您將不定期收到最新圖書優惠資訊和電子報。

情緒決定你的健康
無病無痛快樂活到100歲

北區郵政管理局
登記證北台字第9125號
免貼郵票

大都會文化事業有限公司
讀者服務部 收
110台北市基隆路一段432號4樓之9

寄回這張服務卡〔免貼郵票〕
您可以：
◎不定期收到最新出版訊息
◎參加各項回饋優惠活動

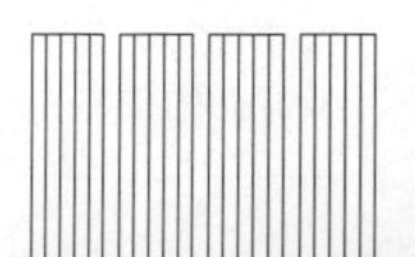